Manoj Sarangi
Sasmita Padhi

Tecnologia de impressão 3D - Um novo horizonte na administração de medicamentos farmacêuticos

Manoj Sarangi
Sasmita Padhi

Tecnologia de impressão 3D - Um novo horizonte na administração de medicamentos farmacêuticos

ScienciaScripts

Imprint

Cover image: www.ingimage.com

This book is a translation from the original published under ISBN 978-620-2-31672-9.

Publisher:
Sciencia Scripts
is a trademark of
Dodo Books Indian Ocean Ltd. and OmniScriptum S.R.L publishing group

120 High Road, East Finchley, London, N2 9ED, United Kingdom
Str. Armeneasca 28/1, office 1, Chisinau MD-2012, Republic of Moldova, Europe
Printed at: see last page
ISBN: 978-620-7-87793-5

Autores

MANOJ KUMAR SARANGI*

Professor Assistente, Escola de Farmácia, Universidade Sardar Bhagwan Singh, Balawala, Dehradun, Uttarakhand, Índia, 248161.

Correio eletrónico:manoj sarangi2007@rediffmail. com

SASMITA PADHI

Escola de Química Aplicada, Universidade Sardar Bhagwan Singh, Balawala, Dehradun, Uttarakhand, Índia, 248161.

Resumo

As tecnologias de impressão tridimensional (3D), conhecidas como fabrico aditivo ou prototipagem rápida, ganharam reputação nos últimos anos nos domínios da arte, modelação arquitetónica, maquinaria leve e engenharia de tecidos. A recente aprovação pela FDA do primeiro medicamento impresso em 3D sublinha o potencial da tecnologia de impressão 3D (3DP) na administração de medicamentos. Este relatório avalia as perspectivas da tecnologia 3DP, particularmente na área dos medicamentos personalizados, e apresenta os nossos pontos de vista sobre os potenciais desafios que podem impedir uma aplicação generalizada na administração de medicamentos farmacêuticos. Neste livro, apresentamos os princípios e a situação atual dos métodos de bioimpressão 3D. Centramo-nos em alguns estudos que estão atualmente a ser aplicados nos domínios da biomedicina e da engenharia de tecidos utilizando estruturas impressas em 3D.

Palavras-chave: tecnologias de impressão 3D, FDA, métodos de bioimpressão, administração de medicamentos.

Conteúdo

1. Introdução

A tecnologia de impressão tridimensional (3DP) utiliza a conceção assistida por computador para obter uma flexibilidade inigualável, poupanças de tempo e uma capacidade de fabrico excecional para produtos farmacêuticos. O processo envolve a criação de protótipos 3D de fabrico camada a camada (através de modelos de desenho assistido por computador) para formular materiais farmacêuticos na forma de dosagem desejada [1]. Desde o seu desenvolvimento no Instituto de Tecnologia de Massachusetts (1992) [2], o processo 3DP tem recebido cada vez mais atenção no domínio do desenvolvimento de formulações farmacêuticas como uma estratégia eficaz para ultrapassar alguns dos desafios associados às operações unitárias farmacêuticas convencionais. Por exemplo, as operações convencionais de fabrico unitário que envolvem moagem, mistura, granulação e compressão podem resultar em qualidades díspares do produto final no que diz respeito à carga e libertação do fármaco, à estabilidade do fármaco e à estabilidade da forma de dosagem farmacêutica [1-8]. ®Os esforços para desenvolver a tecnologia 3DP no desenvolvimento de produtos farmacêuticos culminaram na aprovação histórica pela FDA (agosto de 2015) dos comprimidos de Levetiracetam (SPRITAM) [9] (www.accessdata.fda.gov). Assim, neste relatório, podemos avaliar o potencial, os desafios e as perspectivas da tecnologia 3DP no desenvolvimento de produtos farmacêuticos, com especial incidência nas formas de dosagem sólidas, bem como nos sistemas de administração de medicamentos implantáveis.

1.1 Vantagens e aplicações da tecnologia 3DP na administração de medicamentos farmacêuticos

O fabrico de objectos 3D pode ser conseguido utilizando várias técnicas (Quadro 1), tais como o fabrico a jato de tinta, a escrita direta, a dose Zip, a impressão térmica a jato de tinta (TIJ) e a modelação por deposição fundida (FDM) [1, 5-8,

10-16]. Em comparação com o processo de fabrico farmacêutico convencional, o 3DP oferece muitas qualidades atractivas, tais como (a) elevadas taxas de produção devido aos seus sistemas operativos rápidos, (b) a capacidade de obter uma elevada carga de fármaco com a precisão e exatidão desejadas, (c) a redução do desperdício de material que pode poupar nos custos de produção e (d) a adequação a muitos tipos de ingredientes farmacêuticos activos, incluindo péptidos e proteínas pouco solúveis em água, bem como medicamentos com uma janela terapêutica estreita [13,6,10,11,17].

Espera-se que a utilização da tecnologia 3DP na administração de medicamentos se destaque no domínio dos medicamentos personalizados. Os medicamentos têm de ser adaptados às necessidades de cada doente, tendo em conta as diferenças nos perfis genéticos, idade, raça, sexo e factores epigenéticos e ambientais. Além disso, em determinadas situações, os regimes de tratamento têm de ser personalizados para melhorar a adesão dos doentes. Isto é particularmente importante no tratamento de doenças crónicas, em que os doentes têm de seguir regimes de tratamento complicados que envolvem múltiplos medicamentos e uma elevada frequência de dosagem, associada a efeitos secundários. Em todos estes casos, a tecnologia 3DP permite a personalização dos medicamentos. Isto é possível através da conceção, desenvolvimento e fabrico flexíveis de produtos de um ou vários fármacos com camadas integradas de libertação imediata e controlada que podem ser adaptadas a situações únicas dos doentes [18]. Assim, acreditamos que com os medicamentos personalizados 3DP, os profissionais de saúde terão a capacidade de ter em conta o perfil farmacogenético de um doente antes de escolher o seu tratamento [1, 2, 5, 10, 18].
Prevê-se que a tecnologia 3DP continue a chamar a atenção para as formas de dosagem sólidas, que são as formas mais populares de administração de

medicamentos. As formas de dosagem sólidas estão a ganhar popularidade devido a uma série de factores, como a facilidade de fabrico, a ausência de dor, a precisão da dosagem e a capacidade de conseguir a adesão dos doentes. No entanto, a natureza multifásica dos processos de fabrico de formas de dosagem sólidas tem sido marcada por numerosos desafios, tais como processos operacionais morosos, variação de lote para lote devido à dependência do julgamento do operador, desperdício de material, baixa capacidade de carga de fármaco e adequação a classes limitadas de ingredientes activos. Foram investigadas várias abordagens 3DP para desenvolver formas de dosagem sólidas.

Prevemos que os sistemas de administração de fármacos implantáveis também beneficiarão da tecnologia 3DP, em particular ao fornecer estratégias eficazes para ultrapassar limitações como a variabilidade de lote para lote na mistura fármaco-excipiente durante a preparação do implante e a consequente arquitetura interna inconsistente dos implantes. Entretanto, foi demonstrado que as técnicas 3DP podem produzir implantes com micro e macro-arquitecturas definidas com precisão e podem ser eficazmente aplicadas à administração de fármacos complexos. Além disso, a técnica 3DP pode oferecer vantagens ao otimizar a concentração de fármaco necessária para a preparação de implantes, o que pode melhorar a eficácia do fármaco e minimizar a toxicidade e os efeitos secundários [19,20].

A tecnologia 3DP permite um controlo preciso do tamanho das gotículas, da dosagem, dos perfis complexos de libertação do fármaco e da multidose. [A criação de diferentes perfis de libertação é uma das utilizações mais estudadas da tecnologia 3DP. [-12]Uma quantidade de maleato de clorfeniramina tão pequena como 10 moles foi repetidamente impressa num substrato de pó de celulose para demonstrar que uma quantidade específica de fármaco impresso pode ser concebida para ser libertada num momento específico[25]. Este estudo também demonstrou o potencial de maior precisão para doses muito pequenas em comparação com o fabrico convencional. Esta vantagem foi demonstrada na conceção de medicamentos para a tuberculose. Foi construído um implante ósseo multicamadas com perfis de libertação distintos, permitindo a libertação alternada de rifampicina e isoniazida para imitar um mecanismo de libertação pulsada[22]; noutro estudo, a dexametasona foi utilizada num perfil de libertação em duas fases[23]; e num terceiro estudo, foram utilizados mecanismos de libertação pulsada e regular de levofloxacina num implante não convencional[30]. [A possibilidade de criar formas de dosagem ilimitadas (por exemplo, comprimidos de desintegração oral, cápsulas de libertação retardada) desafia ainda mais as formas de dosagem convencionais. A acetaminofena, a teofilina anidra e a cafeína foram formuladas utilizando a tecnologia 3DP num substrato de papel poroso. A acetaminofena foi também concebida como um comprimido de desintegração oral com uma estrutura interna única[31]. [A impressão 3D de medicamentos tem os seus inconvenientes e desvantagens, como qualquer tecnologia revolucionária que ainda está a ser desenvolvida. Por exemplo, a viscosidade da tinta deve ser precisa para que a impressão a jato de tinta possa fluir corretamente[32]; outras desvantagens estão relacionadas com as propriedades mecânicas das formulações impressas. Pelo menos alguns produtos farmacêuticos impressos em 3D não têm dureza e ligação de material suficientes para justificar a utilização de uma impressora, uma vez que os componentes da formulação da tinta devem ser capazes de se ligar a si próprios sem se ligarem a outros elementos da impressora[24]. A ligação a outros componentes pode interferir com o tempo de libertação do fármaco. É necessário ter em conta parâmetros como a velocidade e a taxa de impressão, que podem não ser adequados para todos os candidatos a fármacos. São necessários processos adequados de pós-impressão que não interajam ou contrariem o processo de impressão final.

2. Vantagens da impressão 3D em aplicações médicas

2.1 Adaptação e personalização

A maior vantagem das impressoras 3D em aplicações médicas é a liberdade de produzir produtos e equipamentos médicos à medida[35]. Por exemplo, a utilização da impressão 3D para personalizar próteses e implantes pode trazer grande valor para os doentes e os médicos[35]. Além disso, a impressão 3D pode produzir modelos e acessórios personalizados para salas de operações[36]. Os implantes, acessórios e ferramentas cirúrgicas personalizados podem ter um impacto positivo na duração da operação, no tempo de recuperação do doente e no sucesso da operação ou do implante[36]. Prevê-se igualmente que as tecnologias de impressão 3D permitam um dia personalizar as formas de dosagem, os perfis de libertação e a administração de medicamentos em função de cada doente[37].

2.2 Aumento da eficiência dos custos

Outra vantagem importante da impressão 3D é a sua capacidade de produzir artigos a baixo custo[33]. Os métodos de fabrico tradicionais continuam a ser mais baratos para a produção em grande escala, mas o custo da impressão 3D está a tornar-se cada vez mais competitivo para pequenas séries de produção[33]. O custo da impressão 3D personalizada de um objeto é mínimo, sendo o primeiro artigo tão barato como o último[33], o que é particularmente vantajoso para as empresas com baixos volumes de produção ou que fabricam peças ou produtos altamente complexos ou que requerem modificações frequentes[4]. [A impressão 3D também pode reduzir os custos de fabrico ao reduzir a utilização de recursos desnecessários[37]. Por exemplo, um comprimido farmacêutico de 10 mg pode ser fabricado por encomenda sob a forma de um comprimido de 1 mg[37]. Alguns medicamentos podem também ser impressos em formas de dosagem mais fáceis e mais económicas de administrar aos doentes[37].

2.3 Aumento da produtividade

Na impressão 3D, "rápido" significa que um produto pode ser fabricado numa questão de horas[36], o que torna a tecnologia de impressão 3D muito mais rápida do que os métodos tradicionais de fabrico de artigos como próteses e implantes, que requerem fresagem, forjamento e um longo prazo de entrega[35]. Para além da velocidade, outras qualidades como a resolução, a precisão, a fiabilidade e a reprodutibilidade das tecnologias de impressão 3D estão também a melhorar[35].

2.4 Democratização e colaboração

Outra vantagem da impressão 3D é a democratização da conceção e do fabrico de bens[36]: está disponível uma gama crescente de materiais para a impressão 3D e o seu custo está a diminuir[36], permitindo que mais pessoas, incluindo as do sector médico, utilizem pouco mais do que uma impressora 3D e a sua imaginação para conceber e produzir novos produtos para uso pessoal ou comercial[36]. A natureza dos ficheiros de dados da impressão 3D também oferece uma oportunidade sem precedentes para a partilha entre investigadores[38]. Em vez de tentarem replicar parâmetros descritos em revistas científicas, os investigadores podem aceder a ficheiros stl descarregáveis disponíveis em bases de dados abertas[38], o que lhes permite utilizar uma impressora 3D para criar uma réplica exacta de um modelo ou dispositivo médico e partilhar desenhos com precisão[38].Para o efeito, os Institutos Nacionais de Saúde criaram, em 2014, o 3D Print Exchange (3dprint.nih.gov) para promover a partilha de ficheiros de impressão 3D para modelos médicos e anatómicos, artigos de laboratório personalizados e réplicas de proteínas, vírus e bactérias[44]. [44]

3. Aplicações médicas da impressão 3D

A impressão 3D tem sido utilizada na medicina desde o início dos anos 2000, quando a tecnologia foi utilizada pela primeira vez para fabricar implantes dentários e próteses personalizadas [38, 42]. [Desde então, as aplicações médicas da impressão 3D evoluíram consideravelmente. Revisões publicadas recentemente descrevem a utilização da impressão 3D para produzir ossos, orelhas, exoesqueletos, traqueias, um osso do maxilar, óculos, culturas de células, células estaminais, vasos sanguíneos, redes vasculares, tecidos e órgãos, bem como novas formas de dosagem e dispositivos de administração de medicamentos [33, 35, 43].[As actuais utilizações médicas da impressão 3D podem ser classificadas, em termos gerais, no fabrico de tecidos e órgãos, na criação de próteses, implantes e modelos anatómicos, e na investigação farmacêutica sobre a descoberta de medicamentos, a sua administração e formas de dosagem [34].

3.1 Tecidos e órgãos bioimpressos

A falência de tecidos ou órgãos devido ao envelhecimento, a doenças, a acidentes e a malformações congénitas é um problema médico crítico[42]. O tratamento atual da falência de órgãos baseia-se principalmente no transplante de órgãos de dadores vivos ou mortos[42]. No entanto, existe uma escassez crónica de órgãos humanos disponíveis para transplantação[33, 42]. Em 2009, 154 324 doentes nos Estados Unidos estavam à espera de um órgão[42]. Apenas 27 996 (18%) receberam um transplante de órgão e 8 863 (25 por dia) morreram enquanto estavam na lista de espera[42]. No início de 2014, cerca de 120 000 pessoas nos Estados Unidos estavam à espera de um transplante de órgão[33]. A cirurgia de transplante de órgãos e o seu acompanhamento são também dispendiosos: mais de 300 mil milhões de dólares em 2012[42]. Outro problema é que o transplante de órgãos envolve a tarefa muitas vezes difícil de encontrar um dador compatível com o tecido[33]. Este problema poderia provavelmente ser eliminado utilizando células retiradas do próprio corpo do doente para fabricar um órgão de substituição [33, 45] [As terapias baseadas na engenharia de tecidos e na medicina regenerativa estão atualmente a ser estudadas como uma solução potencial para a escassez de dadores de órgãos [33, 42]. A estratégia tradicional de engenharia de tecidos consiste em isolar células estaminais de pequenas amostras de tecidos, misturá-las com factores de crescimento, multiplicá-las em laboratório e semear as células em suportes que orientam a proliferação e a diferenciação das células em tecidos funcionais [39, 42, 45].39, 42, 45] Embora ainda esteja a dar os primeiros passos, a bioimpressão 3D oferece outras vantagens importantes em relação a este método regenerativo tradicional (que essencialmente fornece apenas um suporte de andaime), tais como: colocação de células muito precisa e elevado controlo digital da velocidade, resolução, concentração de células, volume de gota e diâmetro das células impressas [42, 45].A impressão de órgãos tira partido da tecnologia de impressão 3D para produzir células, biomateriais e biomateriais carregados de células, individualmente ou em conjunto, camada a camada, criando diretamente estruturas 3D semelhantes a tecidos [45]. Existe uma variedade de materiais disponíveis para a construção de andaimes, dependendo da resistência, porosidade e tipo de tecido desejado, sendo os hidrogéis geralmente considerados os mais adequados para a produção de tecidos moles[38, 39]. Embora os sistemas de bioimpressão 3D possam ser baseados em laser, jato de tinta ou extrusão, a bioimpressão baseada em jato de tinta é a mais comum[45]. Este método deposita "bioink", gotículas de células vivas ou biomateriais, num substrato de acordo com instruções digitais para reproduzir tecidos ou órgãos humanos [45]. Podem ser utilizadas várias cabeças de impressão para depositar diferentes tipos de células (específicas de um órgão, vasos sanguíneos, células musculares), uma caraterística necessária para produzir tecidos e órgãos heterocelulares completos[45].Surgiu um processo de bioimpressão de órgãos: 1) criar uma planta de um órgão com a sua arquitetura vascular; 2) gerar uma planta do processo de bioimpressão; 3) isolar células estaminais; 4) diferenciar células estaminais em células específicas de um órgão; 5) preparar reservatórios de bioink com células específicas de um órgão, células de vasos sanguíneos e um meio de transporte e carregá-los na impressora; 6) bioimprimir; e 7) colocar o órgão bioimpresso num bioreactor antes do transplante[45].[As impressoras laser também têm sido utilizadas no processo de impressão celular, em que a energia laser é utilizada para excitar as células num determinado padrão, permitindo o controlo espacial do ambiente celular[45]. Embora a bioimpressão de tecidos e órgãos esteja ainda a dar os primeiros passos, numerosos estudos forneceram provas do conceito. Os investigadores utilizaram impressoras 3D para criar um menisco do joelho, uma válvula cardíaca, um disco espinal, outros tipos de cartilagem e osso e um ouvido artificial [34, 38, 39]. Cui e colegas aplicaram a tecnologia de impressão 3D a jato de tinta para reparar a cartilagem articular humana [45]. Wang et al utilizaram a tecnologia de bioimpressão 3D para depositar diferentes células em vários hidrogéis biocompatíveis, a fim de produzir um fígado artificial [45]. Médicos da Universidade de Michigan publicaram um estudo de caso no *New England Journal of Medicine,* relatando que a utilização de uma impressora 3D e de imagens de TAC das vias respiratórias de um doente lhes permitiu fabricar uma tala traqueal bioreabsorvível modelada com precisão, que foi implantada cirurgicamente num bebé com traqueabroncomalácia [39]. O bebé recuperou e a reabsorção total da tala deverá ocorrer dentro de três anos[39]. Algumas empresas de biotecnologia têm-se concentrado na criação de tecidos e órgãos para investigação médica[39]. Os cientistas da Organology estão a desenvolver tiras de tecido hepático impresso para este fim; esperam que, em breve, o material esteja suficientemente avançado para ser utilizado no rastreio de novos tratamentos medicamentosos [39]. Outros investigadores estão a trabalhar em técnicas de crescimento de órgãos humanos completos que podem ser utilizados para fins de rastreio na descoberta de medicamentos[38]. Um órgão criado a partir das células estaminais do próprio doente poderia também ser utilizado para analisar tratamentos, a fim de determinar se um medicamento funciona para essa pessoa[35].

3.2 Os desafios da construção de órgãos vascularizados em 3D

Os estudos de prova de conceito da bioimpressão foram efectuados com êxito, mas os órgãos produzidos são em miniatura e relativamente simples [33, 41, 42]. Além disso, são frequentemente avasculares, aneurismáticos, alinfáticos, finos ou ocos e são alimentados por difusão a partir da vasculatura do hospedeiro [33, 38, 41, 42]; contudo, quando a espessura do tecido modificado excede 150-200 micrómetros, ultrapassa o limite de difusão de oxigénio entre o hospedeiro e o tecido transplantado [42]. Consequentemente, a bioimpressão de órgãos complexos em 3D exigirá a construção de estruturas multicelulares precisas com integração da rede vascular, o que ainda não foi feito.6 A maioria dos órgãos necessários para o transplante são espessos e complexos, como o rim, o fígado e o coração[43]. As células destas grandes estruturas orgânicas não podem manter as suas funções metabólicas sem vascularização, que é normalmente assegurada pelos vasos sanguíneos[45]. Por conseguinte, é necessário imprimir uma vasculatura funcional nos órgãos artificiais para fornecer às células oxigénio e trocas gasosas, nutrientes, factores de crescimento e remoção de resíduos, todos eles necessários para a maturação durante a perfusão [42, 45].Embora a abordagem convencional da engenharia de tecidos não seja atualmente capaz de criar órgãos vascularizados complexos, a bioimpressão mostra-se promissora para ultrapassar esta limitação crítica[42]. A colocação precisa de vários tipos de células é necessária para fabricar órgãos espessos e complexos e para a construção simultânea do sistema vascular ou microvascular integrado que é essencial para o funcionamento do órgão[42]. [As impressoras TIJ são consideradas as mais promissoras para esta utilização. No entanto, várias técnicas e materiais de impressão 3D têm sido aplicados com sucesso para criar vasculatura tão simples como um único canal, bem como geometrias mais complexas, como canais bifurcados ou ramificados[38,42,45]. Recentemente, colaboradores de uma rede de instituições académicas, incluindo a Universidade de Sidney, a Universidade de Harvard, a Universidade de Stanford e o Instituto de Tecnologia de Massachusetts, anunciaram que tinham bioimpresso uma rede de capilares funcional e perfusível, um feito que representa um passo significativo para a resolução deste problema[46]. [46]

3.3 Implantes e próteses personalizados

Os implantes e as próteses podem ser fabricados em quase todas as geometrias concebíveis através da tradução de radiografias, ressonâncias magnéticas ou tomografias computorizadas em ficheiros digitais de impressão 3D [34,35,38]. Desta forma, a impressão 3D tem sido utilizada com sucesso no sector dos cuidados de saúde para fabricar próteses e implantes cirúrgicos padrão e complexos, por vezes em 24 horas [35,39,41]. Esta abordagem foi utilizada para fabricar implantes dentários, da coluna vertebral e da anca[35]. [A capacidade de produzir rapidamente implantes e próteses personalizados resolve um problema claro e persistente na ortopedia, em que os implantes normalizados são muitas vezes insuficientes para alguns pacientes, especialmente em casos complexos. Anteriormente, os cirurgiões tinham de efetuar enxertos ósseos ou utilizar bisturis e brocas para modificar os implantes, raspando pedaços de metal e plástico para obter a forma, o tamanho e o ajuste desejados[35,39]. O mesmo se aplica à neurocirurgia: como os crânios têm formas irregulares, é difícil normalizar um implante craniano [35]. Nas vítimas de traumatismo craniano, em que o osso é removido para permitir a dilatação do cérebro, a placa craniana que é depois colocada deve ser perfeita [41]. Embora algumas placas sejam fresadas, cada vez mais placas estão a ser criadas usando impressoras 3D, tornando muito mais fácil personalizar o ajuste e o design [35]. A impressão 3D de próteses e implantes levou a muitos outros sucessos comerciais e clínicos [34,35,38]. Uma equipa de investigadores do Instituto de Investigação BIOMED, na Bélgica, implantou com sucesso a primeira prótese mandibular de titânio impressa em 3D[34].[Em 2013, a Oxford Performance Materials recebeu a aprovação da FDA para um implante craniano de poliéter-cetona (PEKK) impresso em 3D, que foi implantado com sucesso pela primeira vez nesse ano[34]. Outra empresa, a LayerWise, fabrica implantes ortopédicos, maxilofaciais, espinais e dentários de titânio impressos em 3D[38]. Uma orelha protética impressa em 3D, anatomicamente correcta e capaz de detetar frequências electromagnéticas, foi fabricada a partir de silicone, condrócitos e nanopartículas de prata[38]. Existe uma tendência crescente para implantes impressos em 3D feitos a partir de uma variedade de metais e polímeros e, mais recentemente, foram mesmo impressos implantes utilizando células vivas[41]. A impressão 3D já teve um efeito transformador no fabrico de aparelhos auditivos[35]. Atualmente, 99% dos aparelhos auditivos que se adaptam ao ouvido são feitos à medida utilizando a impressão 3D[35]. A forma do canal auditivo difere de pessoa para pessoa e a utilização da impressão 3D permite a produção de aparelhos auditivos personalizados de forma eficiente e económica[35]. A introdução no mercado de aparelhos auditivos personalizados impressos em 3D foi facilitada pelo facto de os dispositivos médicos de Classe I para uso externo estarem sujeitos a menos restrições regulamentares[35]. O aparelho dentário Invisalign é outra utilização comercial bem sucedida da impressão 3D, sendo impressos 50 000 aparelhos por dia[41]. Estes aparelhos transparentes, amovíveis e impressos em 3D são feitos à medida e únicos para cada utilizador[41]. Este produto é um bom exemplo de como a impressão 3D pode ser utilizada de forma eficaz e eficiente para fabricar objectos únicos, personalizados e complexos[41]. [41]

3.4 Modelos anatómicos para preparação cirúrgica

As variações e complexidades individuais do corpo humano tornam a utilização de modelos impressos em 3D ideal para a preparação cirúrgica [34]. Ter um modelo tangível da anatomia de um doente que o médico pode estudar ou utilizar para simular uma cirurgia é preferível a depender apenas de exames de ressonância magnética ou de tomografia computorizada, que não são tão informativos porque são visualizados em 2D num ecrã plano[38]. A utilização de modelos impressos em 3D para a formação cirúrgica é também preferível à formação em cadáveres, que apresenta problemas de disponibilidade e de custo[35]. Além disso, os cadáveres carecem frequentemente da patologia adequada e, por conseguinte, são mais uma lição de anatomia do que uma representação de um doente cirúrgico[35]. Os modelos neuroanatómicos impressos em 3D podem ser particularmente úteis para os neurocirurgiões, fornecendo uma representação de algumas das estruturas mais complicadas do corpo humano[34]. As relações complexas e por vezes obscuras entre os nervos cranianos, os vasos, as estruturas cerebrais e a arquitetura do crânio podem ser difíceis de interpretar apenas com base em imagens de raios-X 2D[34]. Mesmo um pequeno erro na navegação desta anatomia complexa pode ter consequências potencialmente devastadoras[34]. Um modelo 3D realista que reflicta a relação entre uma lesão e as estruturas cerebrais normais pode ser útil para determinar o corredor cirúrgico mais seguro e pode também ser útil para o neurocirurgião na repetição de casos difíceis[34]. Os modelos anatómicos 3D de alta qualidade com a patologia correcta para formar os médicos para a realização de colonoscopias são também essenciais, uma vez que o cancro colorrectal é a segunda principal causa de morte relacionada com o cancro nos EUA[35, 47]. Embora ainda sejam largamente exploratórios, os modelos impressos em 3D têm sido utilizados em muitos casos para obter uma ideia da anatomia específica de um doente antes de um procedimento médico[38]. Cirurgiões pioneiros do Hospital Universitário de

Kobe, no Japão, utilizaram modelos impressos em 3D para planear transplantes de fígado [34]. Estes modelos 3D são feitos de resina acrílica ou álcool polivinílico baratos e parcialmente transparentes - materiais cujo teor de água e textura são semelhantes aos dos tecidos vivos, permitindo uma penetração mais realista das lâminas cirúrgicas[34]. Outros cirurgiões utilizaram um modelo impresso em 3D de uma aorta calcificada para o planeamento cirúrgico da remoção da placa [38]. As vias respiratórias de um bebé prematuro foram também reconstruídas para estudar a administração de medicamentos em aerossol aos pulmões[38]. Foi referido que um estagiário de cirurgia ortopédica utilizou imagens de TAC e software de modelação 3D para criar ficheiros impressos dos ossos de um doente[43]. Os ficheiros foram depois enviados para a Shape para imprimir modelos personalizados utilizados no planeamento cirúrgico[43]. O custo da impressão 3D foi uma fração do que normalmente custaria mandar fazer modelos personalizados, e o tempo de execução foi mais rápido[43]. Os modelos impressos em 3D podem ser úteis fora do planeamento cirúrgico [38] [Recentemente, um modelo de cadeia polipeptídica foi impresso em 3D de forma a poder dobrar-se em estruturas secundárias através da inclusão de barreiras de rotação de ligações e de considerações de graus de liberdade [38]. Poderiam ser utilizados modelos semelhantes para ajudar a compreender outros tipos de estruturas biológicas ou bioquímicas[38]. Os resultados de estudos de pré-compreensão e pós-compreensão mostraram que os alunos são mais capazes de concetualizar estruturas moleculares quando esses modelos 3D são utilizados [38].

3.5 Formas de dosagem e dispositivos de administração de medicamentos impressos em 3D personalizados

As tecnologias de impressão 3D já estão a ser utilizadas na investigação e no fabrico de produtos farmacêuticos e prometem ser transformadoras[37]. [As vantagens da impressão 3D incluem o controlo preciso do tamanho e da dose das gotículas, a elevada reprodutibilidade e a capacidade de produzir formas de dosagem com perfis complexos de libertação de fármacos[37]. Os processos complexos de fabrico de medicamentos podem também ser normalizados utilizando a impressão 3D para os tornar mais simples e mais viáveis [35]. A tecnologia de impressão 3D pode também ser muito importante para o desenvolvimento da medicina personalizada [35].

4. Dosagem personalizada de medicamentos

O objetivo do desenvolvimento de medicamentos deve ser aumentar a eficácia e reduzir o risco de efeitos adversos, um objetivo que pode ser potencialmente alcançado através da aplicação da impressão 3D para produzir medicamentos personalizados [35, 37, 48]. Os comprimidos orais são a forma de dosagem mais popular devido à sua facilidade de fabrico, ausência de dor, exatidão da dosagem e boa adesão dos doentes [48]. Os comprimidos orais são atualmente preparados através de processos bem estabelecidos, como a mistura, a trituração e a granulação seca e húmida de ingredientes em pó, que são transformados em comprimidos por compressão ou em moldes [48]. Cada uma destas etapas de fabrico pode apresentar desafios, como a degradação do fármaco e a alteração da forma, que podem levar a problemas de formulação ou a falhas nos lotes[48]. Além disso, estes processos de fabrico tradicionais não são adequados para a criação de medicamentos personalizados e limitam a capacidade de criar formas de dosagem personalizadas com geometrias altamente complexas, novos perfis de libertação de fármacos e estabilidade prolongada[48].Os medicamentos personalizados impressos em 3D podem ser particularmente úteis para os doentes que se sabe terem polimorfismo farmacogenético ou que utilizam medicamentos com índices terapêuticos estreitos[37]. Os farmacêuticos poderiam analisar o perfil farmacogenético de um doente, juntamente com outras características como a idade, a raça ou o sexo, para determinar uma dose óptima de medicação[37]. Um farmacêutico poderia então imprimir e dispensar o medicamento personalizado utilizando um sistema automatizado de impressão 3D[37]. Se necessário, a dose pode ser ajustada de acordo com a resposta clínica[37]. A impressão 3D também tem o potencial de produzir medicamentos personalizados em formulações totalmente novas, tais como comprimidos contendo vários ingredientes activos, quer como uma única mistura, quer como comprimidos complexos impressos em várias camadas ou em vários reservatórios[48].[Fornecer aos doentes uma dose precisa e personalizada de vários medicamentos num único comprimido pode melhorar potencialmente a adesão dos doentes ao tratamento[48]. Idealmente, as farmácias de manipulação poderiam dispensar medicamentos impressos em 3D, uma vez que os seus clientes já estão habituados a comprar medicamentos personalizados [37].

5. Formas de dosagem únicas

As principais tecnologias de impressão 3D utilizadas na produção farmacêutica são a impressão 3D a jato de tinta e a impressão 3D a jato de tinta com base em pó[37]. O que diferencia a impressão 3D a jato de tinta da impressão 3D a jato de tinta com base em pó é a utilização de outro material ou pó como substrato[37].No fabrico de medicamentos por jato de tinta, as impressoras de jato de tinta são utilizadas para pulverizar formulações de medicamentos e aglutinantes em pequenas gotículas a velocidades, movimentos e tamanhos precisos sobre um substrato[37]. Os substratos mais utilizados incluem diferentes tipos de celulose, papel revestido ou não revestido, biocerâmicas microporosas, estruturas de vidro, ligas metálicas e películas de fécula de batata, entre outros[37].Os investigadores melhoraram ainda mais esta tecnologia, pulverizando gotículas de tinta uniformes numa película líquida que as encapsula, formando micropartículas e nanopartículas[37]. Estas matrizes podem ser utilizadas para fornecer pequenas moléculas hidrofóbicas e factores de crescimento[37]. No fabrico de medicamentos utilizando a impressão 3D baseada em pó, a cabeça da impressora a jato de tinta pulveriza tinta sobre a base de pó [37]. Quando a tinta entra em contacto com o pó, endurece e cria uma forma de dosagem sólida, camada a camada[37]. A tinta pode conter ingredientes activos, bem como aglutinantes e outros ingredientes inactivos[37]. Quando a forma de dosagem impressa em 3D estiver seca, o objeto sólido é removido do substrato de pó solto circundante[37]. As impressoras 3D já foram utilizadas para produzir muitas novas formas de dosagem, tais como microcápsulas, matrizes extracelulares sintéticas à base de hialuronano, micropadrões impressos com antibióticos, andaimes mesoporosos de vidro bioativo, nanosuspensões e dispositivos multicamadas de administração de medicamentos[37].As formulações de tinta utilizadas na impressão 3D de medicamentos incluem uma variedade de ingredientes activos, como anti-inflamatórios esteróides, acetaminofeno, teofilina, cafeína, vancomicina, ofloxacina, tetraciclina, dexametasona, paclitaxel, ácido fólico e outros[37].[Os ingredientes inactivos utilizados na impressão 3D de medicamentos incluem: poli (ácido lático co-glicólico), sulfóxido de etanol-dimetilo, surfactantes (como Tween 20), Kollidon SR, glicerina, celulose, propilenoglicol, metanol, acetona e outros[37].

6. Perfis complexos de libertação de fármacos

A criação de medicamentos com perfis de libertação complexos é uma das utilizações mais estudadas da impressão 3D[37]. As formas de dosagem comprimidas tradicionais são frequentemente feitas a partir de uma mistura homogénea de ingredientes activos e inactivos e, por conseguinte, estão frequentemente limitadas a um perfil de libertação simples[38]. No entanto, as impressoras 3D podem imprimir um aglutinante num leito de pó de matriz em camadas de até 200 micrómetros de espessura, criando uma barreira entre os ingredientes activos para facilitar a libertação controlada do fármaco[38]. As formas de dosagem impressas em 3D também podem ser fabricadas em geometrias complexas que são porosas e carregadas com múltiplos fármacos, rodeadas por camadas de barreira que modulam a libertação[38]. Os dispositivos de administração de fármacos implantáveis com novos perfis de libertação também podem ser criados utilizando a impressão 3D[38]. Ao contrário dos tratamentos sistémicos tradicionais, que podem afetar os tecidos não afectados, estes dispositivos podem ser implantados para proporcionar um tratamento direto na área afetada [38]. As infecções ósseas são um exemplo em que o tratamento direto com um implante de fármaco é mais desejável do que o tratamento sistémico[38]. Felizmente, os suportes ósseos impressos em 3D à base de pó podem ser criados em modelos de alta resolução com geometrias complexas que imitam a matriz extracelular do osso natural[37]. Foi investigada a impressão de fármacos com perfis de libertação personalizados em tais suportes de implantes ósseos[37]. Um exemplo é a impressão de um implante ósseo multicamadas com um perfil de libertação de fármacos distinto, alternando entre a rifampicina e a isoniazida num mecanismo de libertação por impulso[37]. A impressão 3D também foi utilizada para imprimir micropadrões de antibióticos em papel, que foram utilizados como implantes de medicamentos para erradicar o *Staphylococcus* *epidermidis[37].*Noutra investigação sobre os perfis de libertação de fármacos, o maleato de clorfeniramina foi impresso em 3D num substrato de pó de celulose em quantidades tão pequenas como 10 a 12 moles para demonstrar que mesmo uma pequena quantidade de fármaco podia ser libertada num determinado momento[37]. [Este estudo mostrou uma maior precisão na libertação de doses muito pequenas de fármacos em comparação com os fármacos fabricados convencionalmente[37]. A dexametasona foi impressa numa forma de dosagem com um perfil de libertação em duas fases[37]. A levofloxacina foi impressa em 3D como um dispositivo implantável de libertação de fármacos com mecanismos de libertação pulsátil e em estado estacionário[37].

7. Obstáculos e controvérsias

7.1 Expectativas irrealistas e propaganda mediática

Apesar dos muitos benefícios potenciais da impressão 3D, as expectativas em relação a esta tecnologia são frequentemente exageradas pelos meios de comunicação social, pelos governos e até pelos investigadores[35], conduzindo a projecções irrealistas, em especial no que diz respeito à rapidez com que algumas das possibilidades mais interessantes, como a impressão de órgãos, se tornarão realidade[35]. Embora estejam a ser feitos progressos no sentido de atingir estes e outros objectivos, não é provável que isso aconteça rapidamente[35,36]. A impressão 3D exigirá visão, dinheiro e tempo para que a tecnologia evolua para as aplicações pretendidas[3]. Embora seja certo que o sector biomédico será uma das áreas mais férteis para a inovação da impressão 3D, é importante apreciar o que já foi alcançado sem esperar que o progresso rápido para as aplicações mais sofisticadas aconteça de um dia para o outro [35].

7.2 Segurança e proteção

A impressão 3D levantou questões de segurança que devem ser levadas a sério[40,43]. As impressoras 3D já foram utilizadas para fins criminosos, incluindo a impressão de artigos ilegais, como armas de fogo e carregadores de armas de fogo, chaves mestras e dispositivos de leitura ótica de caixas multibanco[39,43]. [Teoricamente, a impressão 3D poderia também ser utilizada para a contrafação de dispositivos médicos ou medicamentos de qualidade inferior[44]. Embora a impressão 3D não deva ser proibida, a sua segurança a longo prazo terá claramente de ser monitorizada[39]. Em 2012, em resposta à notícia de que uma pistola de plástico funcional tinha sido impressa em 3D, vários legisladores estaduais e locais apresentaram projectos de lei que proibiam o acesso à tecnologia[8]. No entanto, estas reacções políticas baseadas no medo podem abafar a cultura de abertura necessária para o desenvolvimento da impressão 3D[40]. Essa proibição poderia levar a impressão 3D à clandestinidade, em detrimento de importantes avanços científicos, médicos e outros [40]. Já houve relatos de trabalhos de "biologia de garagem" que poderiam potencialmente conduzir a inovações no domínio das ciências da vida[40]. No entanto, este trabalho é efectuado em segredo para evitar a interferência dos serviços responsáveis pela aplicação da lei, mesmo que seja legal[40].

7.3 Questões relacionadas com patentes e direitos de autor

As aplicações de fabrico da impressão 3D estão sujeitas às leis das patentes, do desenho industrial, dos direitos de autor e das marcas registadas há décadas[43], mas a experiência da aplicação destas leis à utilização da impressão 3D por indivíduos para fabricar artigos para uso pessoal, distribuição sem fins lucrativos ou venda comercial é limitada[43].[Para vender ou distribuir uma versão impressa em 3D de um artigo patenteado, uma pessoa teria de negociar uma licença com o titular da patente, uma vez que a distribuição do artigo sem autorização violaria a legislação em matéria de patentes[43]. Os direitos de autor são também um problema na impressão 3D[43]. O facto de os direitos de autor não se aplicarem tradicionalmente a objectos funcionais para além do seu valor estético pode limitar a importância nesta área[43]. No entanto, isto não significa que as preocupações com os direitos de autor sejam inconsequentes[43]. Em pelo menos um caso, um designer apresentou uma notificação de retirada de direitos de autor exigindo que um repositório de ficheiros de impressão 3D removesse o desenho de outro participante, porque o queixoso considerava que o desenho infringia os seus direitos de autor[43].

7.4 Preocupações regulamentares

A obtenção de aprovação regulamentar é outro grande obstáculo que pode impedir a aplicação médica generalizada da impressão 3D [37, 39]. Uma série de dispositivos médicos impressos em 3D bastante simples receberam autorização 510(k) da FDA

[49]. No entanto, o cumprimento dos requisitos regulamentares mais rigorosos da FDA pode constituir um obstáculo à disponibilidade generalizada de produtos médicos impressos em 3D [37, 49]. Por exemplo, a necessidade de realizar ensaios controlados aleatórios em grande escala, que exigem tempo e financiamento, pode constituir um obstáculo à disponibilidade de formas de dosagem de medicamentos impressas em 3D [37]. As impressoras 3D de medicamentos também precisam de ser legalmente definidas como equipamento de fabrico ou preparação, a fim de melhor determinar as leis a que estão sujeitas[37]. Em última análise, as decisões regulamentares devem basear-se em ciência e tecnologia sólidas [8, 40]. Com isto em mente, a FDA criou recentemente um grupo de trabalho para avaliar os aspectos técnicos e regulamentares da impressão 3D[49][A FDA está também a patrocinar um workshop sobre impressão 3D e um webinar sobre as considerações técnicas dos dispositivos médicos impressos em 3D, a realizar em 8 e 9 de outubro de 2014[49, 50]. Os membros da indústria e do meio académico foram convidados a participar para ajudar a definir as futuras orientações regulamentares[49, 50].

7.5 **Bioimpressão 3D para engenharia de tecidos**

A impressão 3D de biomateriais é uma tecnologia emergente que tem como objetivo desenvolver novos órgãos e tecidos. Esta tecnologia está atualmente em fase de investigação e vários investigadores realizaram um estudo. A bioimpressão 3D é um processo que controla a proliferação, fixação e migração de células em estruturas 3D [51, 52]. Consequentemente, são utilizados vários métodos de bioimpressão 3D para uma variedade de aplicações de engenharia de tecidos. Apresentamos aqui os quatro tipos de métodos de bioimpressão 3D mais utilizados, tais como SLA e DLP na fotopolimerização em cuba, FFF na extrusão de material, SLS na fusão em leito de pó e impressão 3D a jato de tinta nos métodos de projeção de aglutinantes.

Quadro 1 Terminologia ASTM normalizada para as tecnologias de fabrico de aditivos
Fabrico aditivo (ASM F2792)

Fotopolimerização no recipiente	• Litografia estéreo (SLA)
	• Processamento digital de luz (DLP)
Jactos de material	- Modelação de jactos múltiplos (MJM)
Extrusão de materiais	- Modelação por deposição fundida (FDM)
Fusão de leito de pó	• Fusão por feixe de electrões (EBM)
	• Sinterização selectiva por laser (SLS)
	• Sinterização selectiva a quente (SHS)
	• Sinterização direta de metais por laser (DMLS)
Jactos de aglutinante	• Impressão 3D em leito de pó e jato de tinta (PBIH)
	• Impressão 3D à base de gesso (DMLS)
Folhas de laminagem	- Fabrico de objectos laminados (LOM)
	- Consolidação por ultra-sons (UC)
Depósito de energia dirigida	- Deposição de metal por laser (LMD)

8. Biomateriais de engenharia tridimensionais (3D)

8.1 Biomateriais à microescala

Foram desenvolvidas várias técnicas de processamento para conceber e fabricar biomateriais de andaimes 3D em microescala para implantes de engenharia de tecidos. A engenharia de tecidos exige que os suportes 3D actuem como substrato para a sementeira de células e como suporte físico para orientar a formação de novos tecidos. A maioria das técnicas utilizadas emprega suportes poliméricos 3D, compostos por polímeros naturais ou sintéticos. Os materiais sintéticos são atractivos porque as suas propriedades químicas e físicas (por exemplo, porosidade, resistência mecânica) podem ser especificamente optimizadas para uma determinada aplicação. As estruturas de suporte polimérico têm uma arquitetura interna complexa, canais e porosidade que proporcionam locais para a fixação de células e a manutenção de funções diferenciadas sem impedir a proliferação. Idealmente, um suporte polimérico para a engenharia de tecidos deve ter as seguintes características: (1) ter propriedades de superfície adequadas para promover a adesão, a proliferação e a diferenciação das células; (2) ser biocompatível; (3) ser altamente poroso, com um elevado rácio superfície/volume, com uma rede de poros interligados para o crescimento celular e o transporte de nutrientes e de resíduos metabólicos; e (4) ter propriedades mecânicas suficientes para suportar todas as tensões *in vivo* [53]. A última condição é difícil de combinar com a elevada porosidade volumétrica do material. É por esta razão que é necessário utilizar matrizes poliméricas com propriedades especiais ou reforçadas, particularmente se o polímero for um hidrogel. A conceção do scaffold polimérico depende das aplicações previstas, mas em todos os casos deve permitir a obtenção de estruturas com as características acima referidas, necessárias ao seu bom funcionamento. Para o conseguir com êxito, é necessário ter em conta dois factores: os materiais utilizados, tanto o porogénio como o polímero reticulado, que se infiltra no porogénio para se tornar um andaime; e, como segundo fator, a arquitetura estrutural, tanto externa como interna, que se manifesta essencialmente pela sua porosidade (elevada relação superfície/volume), geometria, tamanho dos poros e o facto de as estruturas deverem poder ser facilmente transformadas em três dimensões. Com base na vasta gama de materiais poliméricos, foram desenvolvidas diferentes técnicas de processamento para conceber e fabricar suportes 3D para a engenharia de tecidos [54]. Os hidrogéis têm suscitado grande interesse como materiais de suporte para a tecnologia 3D *in vitro devido ao seu* elevado teor de água, biocompatibilidade e propriedades mecânicas, que se assemelham às dos tecidos naturais [55-58]. Os hidrogéis têm sido utilizados na engenharia de tecidos de ossos, cartilagens, tecidos vasculares e outros tecidos. Ao adicionar células a um precursor de hidrogel antes do processo de gelificação, as células podem ser distribuídas de forma homogénea por todo o gel. Além disso, os hidrogéis podem ser utilizados para fornecer moléculas de sinalização solúveis ou imobilizadas às células, atuar como estruturas de suporte para o crescimento e a função das células e preencher o espaço para o futuro crescimento dos tecidos. Por exemplo, os factores de crescimento, como o fator de crescimento transformador B (TGF-0), foram ligados a hidrogéis de poli(etilenoglicol) (PEG) para regular a função das células musculares lisas e a proteína morfogenética óssea (BMP-2) foi ligada covalentemente ao alginato para regular a migração e a calcificação dos osteoblastos nos géis. Além disso, foram criados tecidos cardíacos diferenciados fundindo miócitos cardíacos de ratos neonatos em géis de colagénio e submetendo-os depois a um estiramento mecânico cíclico. A gelatina tem sido amplamente utilizada como um hidrogel 3D para várias aplicações de engenharia de tecidos. A gelatina é um colagénio desnaturado biodegradável e tem sido amplamente utilizada para fins farmacêuticos e médicos. A sua biossegurança foi comprovada em aplicações clínicas extensivas [59]. Em geral, os hidrogéis de origem natural podem ser derivados de polímeros como o colagénio, o ácido hialurónico (HA), a fibrina, o alginato, a agarose ou o quitosano. Dependendo da sua origem e composição, os vários polímeros naturais têm utilizações e propriedades específicas. Muitos polímeros naturais, como o colagénio, o HA e a fibrina, são derivados de vários componentes da matriz extracelular dos mamíferos (ECM). As vantagens dos polímeros naturais são a sua baixa toxicidade e biocompatibilidade. O colagénio e outros polímeros à base de proteínas derivadas de mamíferos são matrizes eficazes para o crescimento celular, uma vez que contêm muitos dos domínios de sinalização celular presentes na MEC *in vivo*. Os géis de colagénio podem ser criados naturalmente sem modificação química. No entanto, em muitos casos, estes géis são mecanicamente fracos. Para sintetizar géis com propriedades mecânicas melhoradas, foram desenvolvidos vários métodos, como a reticulação química, a reticulação por UV ou a mistura com outros agentes poliméricos. O colagénio é decomposto naturalmente por proteínas como a colagenase. Os heteropolissacáridos mais abundantes no corpo são os glicosaminoglicanos (GAGs). Estes são polissacáridos longos não ramificados que contêm uma unidade dissacárida repetitiva que contém um de dois açúcares modificados: *A-acetil* galactosamina ou *A-acetil* glucosamina e um ácido urónico, como o glucoronato ou o iduronato. Os GAGs encontram-se principalmente na superfície das células ou na MEC. O AH é um GAG que está particularmente presente na cicatrização de feridas e nas articulações. Os hidrogéis de HA com ligações cruzadas covalentes podem ser formados por vários meios de modificação química. O AH pode ser degradado pelas células, libertando enzimas como a hialuronidase. A HA é particularmente interessante para a engenharia de tecidos porque está naturalmente presente em grandes quantidades numa variedade de tecidos. Os suportes de HA já foram utilizados para a engenharia de tecidos de vários tecidos. Além disso, foram utilizados suportes compostos de HA-PEG para a engenharia de tecidos.

8.2 Biomateriais à escala nanométrica

Os materiais à escala nanométrica podem ser um material adequado para a engenharia de tecidos, uma vez que podem ser utilizados para melhorar a adesão das células. Em particular, o diâmetro das fibras desempenha um papel importante na adesão das células às fibras. Takahashi *et al.* compararam a fixação de células estaminais mesenquimais a fibras não tecidas de tereftalato de polietileno (PET) em microescala, preparadas com diferentes diâmetros [60]. Muitos polímeros sintéticos biodegradáveis, como o PGA e os seus copolímeros com ácido L-lático, ácido D-lático, ácido L-lático e e-caprolactona, foram transformados em folhas de nanofibras 3D para aplicações de engenharia de tecidos [60]. Além disso, foi demonstrado que as fibras de polianilina (PANi) e de poli (D,*L-lactida-co-glicolida*) (PLGA) com diâmetros entre 500 e 800 nm melhoram a adesão das células [61]. Do mesmo modo, as nanofibras de poli (e-caprolactona) (diâmetro = 700 nm) demonstraram ser um suporte adequado para o transplante de células estaminais mesenquimais [62]. No entanto, ainda não é claro de que forma o diâmetro das fibras afecta os suportes de engenharia de tecidos para a regeneração da pele. A conceção de materiais capazes de regular o comportamento das células, como a proliferação e a diferenciação, é um elemento-chave no fabrico de suportes de engenharia de tecidos. Do ponto de vista da resposta do sistema imunitário do organismo, os biomateriais implantados devem imitar a estrutura biológica e a função da MEC nativa, tanto em termos de composição química como de estrutura física, tal como referido por Ma *et al* [63]. Por conseguinte, para imitar a função biológica das proteínas da MEC, os materiais de suporte utilizados na engenharia de tecidos devem ser quimicamente funcionalizados para promover a regeneração dos tecidos da mesma forma que a MEC. O colagénio e a elastina, enquanto proteínas da MEC, são constituídos por fibras sub-micrométricas. Parece que as fibras artificiais à escala nanométrica têm um grande potencial de aplicação no domínio dos biomateriais e da engenharia de tecidos. O relatório inicial mostrou que as características à escala nanométrica influenciavam o comportamento das células [64]. Verificou-se que a topografia de superfície à escala nanométrica promove a adesão dos osteoblastos [63]. Foi demonstrado que a adesão, a proliferação, a atividade da fosfatase alcalina e a secreção de ECM pelos osteoblastos em nanofibras de carbono aumentam com a diminuição do diâmetro das fibras na gama de 60-200 nm, enquanto a adesão de outros tipos de células, como os condrócitos, os fibroblastos e as células musculares lisas, não foi influenciada.

[65] . Foi levantada a hipótese de que a superfície nanométrica afecta a conformação das proteínas de adesão adsorvidas, como a vitronectina, afectando assim o comportamento das células.

[66] . Além disso, as dimensões à escala nanométrica dos receptores da membrana celular, como as integrinas, também devem ser tidas em conta. Existem três abordagens diferentes para a formação de materiais nanofibrosos: separação de fases, electrospinning e auto-montagem [67]. A separação de fases e a auto-montagem de biomoléculas podem gerar nanofibras de menor diâmetro na mesma gama que a MEC natural, enquanto a electrospinning gera nanofibras de grande diâmetro na extremidade superior da gama da MEC natural [68]. A electrospinning é uma técnica habitualmente utilizada para fabricar folhas de nanofibras para utilização como suportes 3D em aplicações de engenharia de tecidos. Trata-se de uma técnica simples e pouco dispendiosa que pode ser aplicada a muitos tipos de polímeros. Um estudo recente demonstrou que as nanofibras de PGA/colagénio fabricadas por electrospinning melhoraram significativamente a adesão das células em comparação com as microfibras de PGA/colagénio [69]. Foi referido que estes suportes electrospun podem ser utilizados para gerar nanofibras alinhadas (300 nm) de ácido poli-L-lático (PLLA), que melhoram a diferenciação das células estaminais neurais (NSC) e promovem o crescimento neuronal em comparação com

fibras de maior diâmetro [70]. Por conseguinte, a disponibilidade de nanofibras alinhadas pode ser potencialmente útil na engenharia de tecidos. A adesão de fibroblastos NIH-3T3 foi estudada em nanofibras de poli(p-dioxanona-co-L-láctido)-bloco-poli (etilenoglicol) (PPDO/PLLA-b-PEG) [64]. No entanto, não existem estudos sistemáticos sobre a interação entre células individuais e nanofibras. Para estudar o mecanismo de interação entre as células e as nanofibras, é importante controlar a arquitetura das nanofibras para minimizar a interação de uma única célula com as fibras vizinhas. Por conseguinte, as micro e nanofibras alinhadas em que as células aderentes interagem apenas com fibras individuais são uma abordagem potencialmente útil para estudos destinados a analisar estas interacções. No entanto, os factores que afectam a adesão das células entre os materiais e as proteínas da matriz extracelular (ECM) ainda não estão claramente definidos [71]. Para estudar o efeito do diâmetro das fibras na adesão das células dos fibroblastos, Tian *et al. desenvolveram* um modelo quantitativo de electrospinning [72]. No seu estudo, utilizaram uma série de biomateriais habitualmente utilizados na engenharia de tecidos e que são componentes naturais do microambiente celular. Em particular, utilizaram ácido poliglicólico (PGA), um biomaterial bem conhecido, e colagénio, um dos principais componentes da MEC. Fabricaram nanofibras compósitas electrospun com diferentes proporções de PGA e colagénio, com diâmetros de 3 a 5, 10 e 500 nm. Analisaram as propriedades das células NIH-3T3 nestas fibras em função do diâmetro e da estrutura das fibras. Demonstraram que a composição e o diâmetro das fibras tinham uma influência direta na morfologia e no alinhamento das células de fibroblastos, o que indica que as propriedades das fibras podem ser utilizadas para conceber suportes que induzam propriedades funcionais específicas nas células semeadas. Uma abordagem comum para produzir fibras semelhantes às proteínas da MEC, como o colagénio, é a auto-montagem [73, 74]. Um péptido específico que contém 16 aminoácidos hidrofóbicos e hidrofílicos alternados foi concebido para se auto-montar em nanofibras com valores de pH adequados [75]. As nanofibras produzidas por auto-montagem de péptidos anfifílicos podem ser uma abordagem promissora na conceção da próxima geração de biomateriais para administração de medicamentos e engenharia de tecidos [75, 76]. Seria benéfico para as aplicações biomédicas se os materiais de suporte pudessem promover a adesão e o crescimento das células na sua superfície. A sequência arginina-glicina-ácido aspártico (RGD) foi descoberta como uma sequência de ligação celular em várias proteínas adesivas presentes na MEC e encontra-se em muitas proteínas, como a fibronectina, o colagénio de tipo 1, a vitronectina, a fibrina e o fator marcador de von Will. Foi demonstrado que a sequência RGD interage com vários tipos de receptores de integrina em células de mamíferos. Desde que a sequência RGD foi descoberta como uma sequência de ligação celular em proteínas adesivas da MEC, foram feitos vários esforços para sintetizar péptidos bioactivos que incorporam RGD para fins terapêuticos. Os andaimes de micro e nano-engenharia têm sido menos estudados no que diz respeito às células estaminais, embora dois estudos recentes realcem o seu interesse. A hipótese é que a densidade de ligandos de ligação celular a que as células estão expostas indica claramente a importância da matriz extracelular na influência da função celular. Estudos recentes indicaram que, quando o domínio específico da laminina que imita a isolucina, a lisina, a valina e a alanina (IKVAV) foi substituído pela sequência de aminoácidos arginina-glicina-asparato (RGD), um domínio de ligação celular comum a muitas proteínas da matriz extracelular, em particular o colagénio, a diferenciação do gânglio da raiz dorsal (DRG) em células neurais foi significativamente melhorada em comparação com células sem esta sequência ou com controlos bidimensionais[77]. [A proliferação celular no suporte 3D requer um fornecimento de oxigénio e nutrientes. Neste caso, os materiais do suporte 3D devem proporcionar esse ambiente às células. Os andaimes artificiais formados por moléculas auto-montadas não só fornecem um suporte adequado para a proliferação celular, como também servem de meio no qual pode ocorrer a difusão de factores solúveis e a migração celular. Os resultados da fixação e proliferação celular revelaram que a difusão de nutrientes, factores bioactivos e oxigénio através destas redes altamente hidratadas é suficiente para garantir a sobrevivência de um grande número de células durante períodos prolongados.

8.3 Matriz extracelular

A matriz extracelular (MEC) é a parte extracelular do tecido animal que geralmente fornece suporte estrutural às células animais e desempenha uma variedade de outras funções importantes. A matriz extracelular é a principal caraterística do tecido conjuntivo dos animais. A matriz extracelular inclui a matriz intersticial e a membrana basal. A matriz intersticial está presente entre as várias células animais *(ou seja,* nos espaços intercelulares). Os géis de polissacáridos e as proteínas fibrosas preenchem o espaço intersticial e actuam como um amortecedor de compressão contra a tensão exercida sobre a MEC. As membranas basais são depósitos de MEC em forma de folha sobre os quais assentam várias células epiteliais. Devido à sua natureza e composição diversificadas, a MEC pode desempenhar muitas funções, tais como suporte, separação dos tecidos entre si e regulação da comunicação intercelular. A MEC regula o comportamento dinâmico de uma célula. Além disso, sequestra uma vasta gama de factores de crescimento celular e actua como um repositório local para os mesmos. As alterações das condições fisiológicas podem desencadear actividades de protease que conduzem à libertação local destes depósitos. Isto permite a ativação rápida e local de funções celulares por factores de crescimento, sem síntese de *novo.* A formação da matriz extracelular é essencial para processos como o crescimento, a cicatrização de feridas e a fibrose. A compreensão da estrutura e composição da matriz extracelular também permite compreender a complexa dinâmica da invasão tumoral e das metástases na biologia do cancro, uma vez que as metástases envolvem frequentemente a destruição da matriz extracelular por enzimas como as serina e treonina proteases e a metaloproteinase da matriz. Os principais componentes da matriz extracelular são os proteoglicanos, o sulfato de heparano, o sulfato de condroitina e o sulfato de queratano. Existem também proteínas não-proteoglicanas.

Os polissacáridos estão envolvidos na MEC. Estes incluem o colagénio, a elastina, a fibronectina e a laminina. Como as células produzem proteínas da MEC, como a fibronectina e o colagénio, que se encontram normalmente na maioria dos órgãos e não estão presentes no cérebro, os biomateriais devem ser seleccionados de acordo com o tecido/órgão específico a modificar [78, 79]. Muitos modelos 3D são desenvolvidos sem andaimes porque as células produzem a sua própria MEC. Ao selecionar um material de suporte, são tidos em conta vários factores, como a mimetização das células e da matriz extracelular nativa, a formação de estruturas multicelulares funcionais e a imagiologia celular. A imagiologia das células cultivadas em determinados suportes pode ser difícil. Os esferóides são aglomerados esféricos auto-montados de colónias de células. Foram descritos pela primeira vez em 1944 por Johannes Holtfreter, que estava a trabalhar em agregados esféricos de células embrionárias. Os esferóides imitam naturalmente os tecidos sólidos, os tumores avasculares e os corpos embrionários, tendo encontrado aplicações entre os investigadores do cancro e das células estaminais. Com gradientes metabólicos (oxigénio, dióxido de carbono, nutrientes, resíduos) e proliferativos inerentes, os esferóides são excelentes modelos fisiológicos. As plataformas sem andaimes para o crescimento de esferóides não contêm biomateriais ou ECM adicionados e as células nelas cultivadas geram e organizam a sua própria ECM 3D, pelo que os esferóides se assemelham muito aos tecidos *in vivo*. As co-culturas com outros tipos de células *(endoteliais*, estromais, epiteliais) alargam as capacidades de citotoxicidade preditiva deste sistema de cultura de células 3D. As plataformas sem andaimes não têm estrutura de suporte ou porosidade. O tamanho total dos esferóides é limitado para além de um tamanho crítico de 500-600 pm de diâmetro, após o qual se desenvolve necrose secundária central na maioria, mas não em todos, os esferóides cultivados a partir de linhas celulares permanentemente transformadas.

8.4 Microambiente celular (nicho)

O microambiente/nicho celular desempenha um papel importante na regulação de um grande número de processos fisiológicos e fisiopatológicos. A capacidade de controlar o microambiente celular é essencial para controlar a viabilidade, o crescimento, a migração, a apoptose e a diferenciação das células. O nicho refere-se a um microambiente no qual uma célula está localizada. Assim, um nicho de células estaminais é um microambiente que rodeia uma célula estaminal. Para além dos possíveis contribuintes para o nicho das células estaminais, os microambientes também incluem muitas moléculas de ECM e de sinalização. As moléculas sinalizadoras são moléculas que se encontram no interior da MEC. LA Barge e Bissell *et al.* descobriram que as células estaminais e progenitoras mamárias humanas adultas apresentam uma plasticidade impressionante em resposta a centenas de microambientes combinatórios únicos [80]. Sugeriram também que a modulação racional do microambiente pode impor fenótipos de diferenciação específicos às células estaminais ou progenitoras normais e talvez até impor um comportamento fenotipicamente normal às células malignas durante a génese dos tecidos. Tudo isto indica que a manipulação racional das células estaminais e progenitoras adultas é uma via promissora para terapias benéficas. A capacidade das células estaminais adultas de se auto-sustentarem, bem como de darem origem a células progenitoras destinadas a tornar-se células de um tecido específico, indica uma capacidade de resposta às exigências variáveis do microambiente, o que significa que uma célula estaminal ou progenitora recebe informações instrutivas do seu ambiente. A tecnologia de matriz de microambiente (ME Arrays) desenvolvida por LA Barge e Bissell permite que as células estaminais sejam expostas simultaneamente a muitas proteínas e moléculas biológicas diferentes. Isto permite aos investigadores imitar, em estudos de cultura de células, os complexos microambientes que determinam o destino final de uma célula estaminal ou progenitora num organismo vivo. Um órgão é um grupo de tecidos que desempenham uma função, juntamente com os vasos sanguíneos associados e a matriz extracelular. Um grupo de órgãos é designado por sistema. Por exemplo, o coração, com todos os vasos sanguíneos do corpo, faz parte do sistema cardiovascular. O coração é constituído por um tecido principal chamado miocárdio. Tem também tecido conjuntivo, nervos e vasos sanguíneos. O osso também contém vários tipos diferentes de tecido: osso compacto, osso esponjoso e medula óssea. Um tecido é um grupo de células interligadas que desempenham a mesma função. Os quatro principais tipos de tecido são Tecido epitelial Camadas de células que revestem as superfícies do corpo. Exemplos incluem a pele e o revestimento interno do intestino. Tecido epitelial É o tecido que contém a matriz extracelular. Os ossos e o sangue são exemplos.

Tecido muscular - Os músculos são responsáveis pelos movimentos do nosso corpo: quer no espaço, como o andar, quer no interior do corpo, como o bater do coração ou os movimentos peristálticos do esófago.

Tecido nervoso - O tecido nervoso constitui o cérebro, a espinal medula e o sistema nervoso. Dentro de um tecido, as células podem não ser idênticas, mas continuam a trabalhar em conjunto. Por exemplo, o tecido nervoso inclui neurónios, oligodendrócitos, astrócitos e outros tipos de células. O sistema nervoso inclui órgãos vitais como o cérebro, a medula espinal e a rede de nervos e tecido nervoso. O tecido nervoso controla e regula as funções do organismo. É constituído por neurónios, que transmitem impulsos, e pela neuroglia, que propaga os impulsos nervosos e fornece nutrientes aos neurónios. O tecido nervoso é composto por uma variedade de células nervosas, cada uma caracterizada por uma porção longa, semelhante a uma haste, denominada axónio. No tecido nervoso, os neurónios são células condutoras que se ligam a sinapses que funcionam como interruptores, permitindo que a informação seja armazenada e processada. A glia (também conhecida como neuroglia) é uma célula de suporte (suporte funcional e estrutural) que ajuda a modular a função dos neurónios. Doenças como a doença de Parkinson, que afectam as funções do tecido nervoso, têm consequências graves para a qualidade de vida. A saúde do tecido é afetada pela falta de dopamina (um neurotransmissor) e pela morte progressiva das células cerebrais. Os problemas de saúde resultantes da lesão do tecido nervoso manifestam-se sob a forma de uma postura rígida e instável e até mesmo da morte.

9. Técnicas 3DP

9.1 Impressão à base de pó

O substrato em pó diferencia a 3DP a jato de tinta da 3DP à base de pó. A cabeça da impressora de jato de tinta pulveriza a tinta sobre o pó, que serve de base. Esta tinta actua como aglutinante e/ou ingrediente ativo. Quando entra em contacto com o pó, endurece e cria um sólido. A cabeça de jato de tinta continua a pulverizar o líquido sobre o pó em camadas sucessivas até se formar um sólido. Uma vez seco, o objeto sólido é removido do substrato de pó solto não impresso circundante. A técnica 3DP baseada em pó é utilizada para construir estruturas ósseas em 3D. [Este novo avanço na reconstrução óssea ocorre in vivo. O suporte mantém as células unidas e imita a matriz extracelular natural do osso. A tecnologia 3DP baseada em pó permite geometrias ilimitadas de andaimes e precisão para criar os modelos desejados em alta resolução. Embora a nossa investigação não se tenha centrado em andaimes impressos em 3D, foi testada a impressão de medicamentos em reconstruções ósseas. No futuro, poderá ser possível imprimir antibióticos nestes suportes de implantes e influenciar o seu perfil de libertação. O controlo de parâmetros 3DP com base em pó foi utilizado para formular comprimidos de acetaminofeno de desintegração oral e formas de dosagem oral de maleato de clorfeniramina com perfis de libertação complexos[84-87].

9.2 Método de fotopolimerização no recipiente

O método SLA, que utiliza luz UV, é um dos vários métodos utilizados para criar estruturas 3D. Este método é o mais antigo e continua a ser amplamente utilizado. O processo foi patenteado em 1986 por Charles Hull [88]. A DLP é também semelhante ao método SLA. A principal diferença do DLP é a utilização de uma fonte de luz visível, como um painel de cristais líquidos e uma lâmpada de arco. Tanto o método SLA como o DLP baseiam-se no princípio da fotopolimerização em cuba de resinas monoméricas sensíveis à luz quando expostas à luz UV ou a uma fonte de energia semelhante. A fotopolimerização é o resultado de uma reação química que produz radicais livres quando exposta a determinados comprimentos de onda de luz. Os fotões da fonte de luz dissociam o fotoiniciador num estado radical de alta energia. O radical induz a polimerização do macromero ou da solução de monómero. No entanto, o problema com este processo de fotopolimerização é que os radicais livres criados podem danificar a membrana celular, as proteínas e os ácidos nucleicos. Por isso, é importante encontrar um fotoiniciador cito-compatível para o método de impressão 3D SLA. A Figura 2(a) apresenta um esquema típico do método de fotopolimerização em vasos. Para obter o andaime 3D para aplicação em engenharia de tecidos, muitos investigadores relataram o produto SLA com vários biomateriais. Neiman et al. fabricaram estruturas compósitas 3D com andaimes de hidrogel fotopolimerizável à base de PEG utilizando o processo de SLA. O objetivo deste estudo era promover a formação de agregados hepáticos 3D e o fluxo de microperfusão nos canais abertos desta estrutura. [Elomaa et al. mostraram que utilizaram o depsipeptídeo derivado da L-alanina para sintetizar um novo macrómero de poli (etilenoglicol-co-depsipeptídeo) biodegradável e fotopolimerizável para o fabrico por DLP de estruturas de hidrogel carregadas de células para aplicações vasculares [90]. Além disso, (Elomaa et al.) também referiram que foram sintetizados oligómeros de três braços de policaprolactona (PCL) de diferentes pesos moleculares, funcionalizados com anidrido metacrílico e fotopolimerizados. As resinas fotopolimerizáveis e biodegradáveis à base de PCL foram formuladas e utilizadas sem solventes em ALS para preparar com precisão andaimes 3D porosos [91]. Nos andaimes 3D resultantes, explicaram que as estruturas 3D com elevada porosidade têm um grande potencial para a cultura e implantação de células. Chan et al. apresentaram um hidrogel encapsulado em células com uma estrutura 3D complexa criada a partir de diacrilato de poli(etilenoglicol) foto-polimerizável (PEGDA) utilizando um método SLA modificado [92]. Como resultado, as células NIH/3 T3 encapsuladas em estruturas tridimensionais foram cultivadas com sucesso, e confirmou-se que as células tinham uma excelente afinidade (viabilidade celular, proliferação e disseminação). Seck et al. descreveram a síntese de macrómeros à base de poli (etilenoglicol)/poli (D,Llactida), a formulação da resina e o processo de fotopolimerização DLP para gerar estruturas reticuladas em 3D [93]. A estrutura de hidrogel poroso fabricada apresenta uma distribuição estreita do tamanho dos poros, uma excelente interconectividade dos poros e propriedades mecânicas melhoradas. As células estaminais mesenquimais humanas nesta estrutura 3D apresentam características superiores de adesão e proliferação celular. As principais vantagens do método de fotopolimerização em cuba nas aplicações de engenharia de tecidos são o fabrico de modelos simples e complexos, a rapidez de processamento, a elevada resolução e a ausência de necessidade de material de suporte. As desvantagens incluem equipamento dispendioso, materiais de cura dispendiosos, como o fotoiniciador, e a citotoxicidade do fotoiniciador não curado.

9.3 Método de fabrico de filamentos fundidos

As impressoras FFF que utilizam o método de extrusão de material utilizam um filamento termoplástico. Este filamento é aquecido até ao ponto de fusão e depois extrudido para preparar uma estrutura 3D. Estes filamentos termoplásticos são depositados através de um bocal de extrusão durante a impressão. O bocal derrete os filamentos e depois extrude-os para o substrato para criar a estrutura 3D (método FFF). O bocal e o substrato são controlados por um computador, que traduz as dimensões de uma estrutura em coordenadas X, Y e Z durante a impressão. A Figura 2(b) apresenta um esquema do método de extrusão de material. O método FFF é uma técnica de aquecimento térmico para o fabrico de estruturas 3D em aplicações de engenharia de tecidos. Muitos investigadores referiram a utilização do método FFF na engenharia de tecidos. Pati et al. referiram que, para melhorar as propriedades biológicas de estruturas impressas em 3D com células e decoradas com matriz extracelular (ECM), utilizaram o método de bioimpressão FFF [94]. Desenvolveram substitutos de enxertos ósseos utilizando suportes impressos em 3D feitos de um composto de policaprolactona (PCL), poli(ácido lático-co-glicólico) (PLGA) e fosfato tricálcico e ECM mineralizada depositada por células estromais mesenquimais derivadas de tecido do corneto nasal inferior humano. Lee et al. fabricaram scaffolds de PCL tratados por fusão de plasma in situ revestidos com quitosano de diferentes pesos moleculares, camada a camada [95]. Avaliaram os efeitos do revestimento de quitosano em várias actividades físicas e celulares, incluindo a capacidade de humidificação da água, a proliferação celular, a atividade da ALP e a deposição de cálcio, utilizando a linha celular MG63 semelhante a osteoblastos. Hong et al. fabricaram andaimes 3D PCL/PLGA com base no fabrico de formas sólidas livres que proporcionam superfícies funcionalizadas através de um revestimento simples mas eficaz de proteínas adesivas de molde sem quaisquer procedimentos de modificação da superfície [96]. As principais vantagens do método FFF em aplicações de engenharia de tecidos são a facilidade de utilização, a variedade de biomateriais, as boas propriedades mecânicas e a ausência de solvente. As desvantagens são as restrições materiais associadas aos polímeros termoplásticos. Além disso, não é possível imprimir células devido à elevada temperatura de fabrico.

9.4 Método de sinterização selectiva por laser

A SLS é uma técnica que utiliza lasers como fonte de energia para formar estruturas 3D sólidas. Este método utiliza um laser de alta potência para sinterizar o pó e formar um andaime. Este método é produzido por impressão selectiva a laser a partir de software de modelação 3D da peça na superfície de um leito de pó. Este processo pode ser impresso a partir de vários materiais, como cerâmicas, metais e polímeros. A Figura 2(c) apresenta um esquema da SLS. A SLS de pó de polímero foi avaliada por vários grupos para aplicações de engenharia de tecidos e sistemas de administração de medicamentos [97-100]. Além disso, a SLS tem sido utilizada em aplicações de engenharia de tecidos como andaimes de biomateriais poliméricos e seus compósitos [101-103]. Du et al. desenvolveram um novo protocolo para produzir estruturas ósseas derivadas de SLS usando microesferas de PCL e microesferas compostas de policaprolactona/hidroxiapatita (PCL/HA) como materiais básicos de construção [104]. A avaliação biocompatível dos suportes derivados de SLS foi investigada utilizando MSCs de rato e os resultados mostraram que os suportes de PCL puro e os suportes compostos de PCL/HA podem suportar bem a adesão, a proliferação e o crescimento das células. Williams et al. utilizaram a SLS para processar PCL e produzir peças com tamanhos de poros controlados na gama de 1,75 ~ 2,5 mm e porosidades projectadas de 63,1% a 79%, mas tiveram um sucesso limitado em termos de obtenção precisa dos níveis de porosidade necessários [105]. A dimensão das partículas e as variações termodinâmicas desempenharam um papel fundamental. Tan et al. demonstraram a capacidade do SLS para fabricar compósitos de hidroxiapatite/poli(éter-éter-cetona) misturados fisicamente para o desenvolvimento de estruturas de tecido e observaram microporos na superfície da estrutura [100]. Chen et al. demonstraram que as estruturas de PCL fabricadas por SLS foram modificadas à superfície por revestimento por imersão com gelatina ou colagénio para a engenharia de tecidos de cartilagem [106]. Ciocca et al. relataram uma técnica para conceber e fabricar uma malha de titânio personalizada para o aumento ósseo mínimo de uma arcada maxilar atrófica, orientada pela posição final da prótese e dos implantes necessários para a suportar [107].

As principais vantagens deste processo para aplicações de engenharia de tecidos são a vasta gama de biomateriais que podem ser utilizados. O leito de pó é utilizado como suporte, pelo que não há necessidade de estruturas de suporte secundárias.

Além disso, os pós não utilizados podem ser reciclados. A desvantagem da SLS é que os pormenores não são tão nítidos e precisos como os obtidos por outros processos, como a SLA e a FFF. Outra desvantagem é que as bioimpressoras SLS tendem a ser grandes, volumosas e caras.

9.5 Impressão 3D a jato de tinta

As impressoras de jato de tinta domésticas funcionam através da formação de pequenas gotas de tinta no papel. Do mesmo modo, as impressoras de jato de tinta para medicamentos formam pequenas gotículas de líquido e depositam-nas num substrato. As impressoras de jato de tinta preparam a formulação da tinta, que consiste em aglutinantes e fármacos, e pulverizam as gotículas de tinta a uma velocidade, movimento e tamanho precisos sobre um substrato não pulverulento. Os investigadores Ten Cate et al[108] melhoraram esta tecnologia pulverizando gotículas de tinta sobre uma película líquida que encapsula a gotícula de tinta uniforme. Prestwich [109] formou micropartículas combinando a impressão por jato de tinta com esta técnica única de encapsulamento. Estas matrizes podem ser utilizadas para fornecer pequenas moléculas hidrofóbicas, factores de crescimento, anticorpos, micropartículas e nanopartículas. Estas tecnologias foram também utilizadas para produzir formas de dosagem farmacêutica em substratos porosos (por exemplo, papel) para implantes de medicamentos com micropadrões projectados que erradicaram a bactéria Staphylococcus epidermidis[110-112].

O método de impressão 3D a jato de tinta é uma tecnologia de prototipagem rápida e de fabrico em camadas para produzir estruturas descritas por dados de modelação 3D. A impressão 3D por jato de tinta está intimamente relacionada com a impressão por cabeça de jato de tinta. Recentemente, o método de impressão 3D a jato de tinta registou desenvolvimentos significativos na utilização de bio-tintas poliméricas para aplicações em biologia e engenharia de tecidos. A Figura 2(d) apresenta um esquema da impressão 3D por jato de tinta. As bioimpressoras a jato de tinta são o tipo de impressora mais comum utilizado para aplicações biológicas e não biológicas. Muitos investigadores relataram a utilização do método de bioimpressão 3D a jato de tinta para a engenharia de tecidos. Sanjana et al. referiram a utilização da bioimpressão a jato de tinta para criar padrões adesivos semelhantes a ilhotas de neurónios e outros padrões utilizando PEG (material repelente de células) e uma mistura de colagénio/poli-D-lisina (material adesivo de células) [113]. Xu et al. utilizaram a tecnologia de bioimpressão a jato de tinta para fabricar suportes 3D à base de gel de fibrina [114]. A fibrina tem sido utilizada como um hidrogel imprimível para a construção de estruturas neuronais em 3D. Lee et al. relataram a impressão de um gel de fibrina libertador de factores de crescimento contendo células estaminais neurais murinas (NSCs) para construir tecido neural artificial e examinaram depois os efeitos do gel de fibrina libertador de factores de crescimento na sobrevivência das NSCs murinas [115]. Lorber et al. imprimiram células gliais da retina com meios de cultura de células e avaliaram depois a sobrevivência destas células em cultura [116]. Pati et al. centraram-se na bioimpressão de construções de tecido adiposo com cúpula, utilizando um bioink de matriz de tecido adiposo humano descelularizado que encapsula células estaminais mesenquimais derivadas do tecido adiposo humano, utilizando uma abordagem biomimética para avaliar a sua eficácia na regeneração do tecido adiposo [117]. Irvine et al. relataram o desenvolvimento de uma gelatina imprimível como uma bio-tinta com encapsulamento de células. Fabricaram uma estrutura 3D utilizando uma impressora a jato de tinta e confirmaram a excelente afinidade das células [118].

As vantagens do método de bioimpressão a jato de tinta 3D para aplicações de engenharia de tecidos são o facto de ser feito à medida do doente, poder ser produzido rapidamente, ter um baixo custo de produção e ser fácil de incorporar fármacos e biomoléculas. Além disso, pode ser impresso com células. As desvantagens são as limitações em termos de tamanho e de biomateriais, a baixa resolução e as propriedades mecânicas negligenciáveis.

10. Formulações de tintas e substratos de impressão

As formulações de tinta abrangeram uma vasta gama de compostos, incluindo tintas de poli(ácido lático-coglicólico), sulfóxido de etanol-dimetilo, tensioactivos (por exemplo, Tween 20), Kollidon SR, glicerina, celulose, propilenoglicol, metanol, acetona e outros[108-129] A composição destas formulações de tinta pode ser útil para uma farmácia de manipulação onde as tintas têm de ser reconstituídas. A maioria das publicações (n = 15) incluía um substrato de impressão, enquanto [111] artigos não mencionavam um substrato. Entre os artigos com um substrato de impressão, os mais comuns foram diferentes tipos de celulose, papel revestido ou não revestido, biocerâmica microporosa, estruturas de vidro, ligas metálicas e películas de amido de batata [110-118, 120, 122]. [110-118, 120, 122-124, 126]

11. Desafios, perspectivas e perspectivas

A tecnologia 3DP tem muitos benefícios previstos que ainda não foram comprovados, pelo que o desenvolvimento clínico em curso da tecnologia 3DP exigirá visão, dinheiro e tempo [1, 2, 10]. Prevê-se que as actividades de desenvolvimento clínico da tecnologia 3DP incluam (i) otimização e melhoria do desempenho do software, (ii) desenvolvimento de novos excipientes ou avaliação de excipientes antigos para aplicação em formulações 3D, (iii) desenvolvimento e otimização do processo de fabrico para uma vasta gama de produtos farmacêuticos e (iv) estudos clínicos para avaliar a eficácia, segurança e estabilidade de novas formulações baseadas na tecnologia 3D.

Para além do custo do desenvolvimento de novas formulações ou da reformulação de formulações existentes por 3DP, a flexibilidade incorporada pode ser uma importante fonte de responsabilidade do ponto de vista da segurança. É importante excluir qualquer alteração da dose ou do fármaco através do processo para garantir que não há adulteração ou mistura de regimes de tratamento entre os doentes. Espera-se também que as disposições regulamentares para as formulações 3DP sejam rigorosas para excluir a impressão ilegal de produtos farmacêuticos [2, 10]. Assim, dependendo do produto farmacêutico, espera-se que uma aplicação em grande escala da tecnologia 3DP na administração de medicamentos seja fortemente influenciada por preocupações regulamentares e pela necessidade de estratégias integradas de proteção contra a falsificação. Embora a técnica 3DP seja adaptável a uma vasta gama de ingredientes farmacêuticos activos, é importante notar que o impacto da técnica 3DP nas propriedades físico-químicas de um medicamento e dos seus excipientes deve ser estabelecido caso a caso. De facto, é do conhecimento geral que a eficácia terapêutica de qualquer fármaco é afetada por propriedades como a interação fármaco-excipiente, as alterações polimórficas e a estabilidade da forma de dosagem.

É de esperar que uma forma mais rápida de expandir as áreas de aplicação da tecnologia 3DP na administração de medicamentos seja combinar a tecnologia 3DP com as tecnologias farmacêuticas convencionais. Estes sistemas híbridos aplicarão a eficácia comprovada das tecnologias farmacêuticas convencionais e explorarão todas as vantagens da tecnologia 3DP em termos de personalização, precisão e redução do desperdício de material.

12. Discussão

Estas tecnologias poderão transformar a prática farmacêutica, permitindo que os medicamentos sejam verdadeiramente individualizados e adaptados a cada doente, embora subsistam obstáculos técnicos e regulamentares[123-129]. Os farmacêuticos poderiam utilizar as características dos doentes (por exemplo, idade, raça, eliminação, metabolismo) e o seu perfil farmacogenético para prever uma dose específica de medicamento. O medicamento poderia então ser administrado por um sistema automatizado que incorporasse a tecnologia 3DP[111], sendo a dose ajustada através da modificação dos parâmetros da impressora em função da resposta clínica do doente. Uma farmácia de retalho poderia tirar o máximo partido da tecnologia 3DP porque os pacientes já estão familiarizados com os medicamentos individualizados. No entanto, com o tempo, a tecnologia 3DP poderá ser alargada a ambientes de ambulatório, como farmácias independentes e cadeias de farmácias comunitárias. Se os medicamentos mais comuns estiverem disponíveis sob a forma de tinta, ou se a tinta puder ser preparada na farmácia, os doentes poderão reduzir significativamente a sua carga de medicamentos para uma polipílula por dia, o que melhoraria consideravelmente a adesão dos doentes[130]. Este é mais um passo para além do quadro específico da UE e mesmo do quadro relativo aos medicamentos compostos, uma vez que abrangerá um espetro muito mais vasto de medicamentos e doentes. Seriam necessários mais estudos sobre a conceção e a engenharia da impressora para tornar a tecnologia 3DP para medicamentos rentável e benéfica num ambiente de elevada carga de trabalho. Além disso, as tecnologias 3DP podem substituir as actuais tecnologias aditivas e reduzir o custo global de fabrico, uma vez que podem reduzir a utilização de recursos desnecessários. Por exemplo, um comprimido de 10 mg pode ser condensado num comprimido de 1 mg. As formas de dosagem imprimíveis em papel podem ser mais fáceis de entregar aos doentes do que as formas impressas em pó. A impressora de medicamentos pode ser uma opção económica em comparação com outras tecnologias. Cumprir os requisitos regulamentares da Food and Drug Administration pode ser um obstáculo a ultrapassar antes de os produtos impressos em 3D poderem ser utilizados em grande escala. Além disso, os diferentes regulamentos de fabrico e os requisitos da administração estatal podem constituir obstáculos à adoção de impressoras de medicamentos na prática. Deve ser feita uma distinção imperativa para distinguir as impressoras de medicamentos como tecnologias de fabrico ou de composição. Os grandes ensaios aleatórios controlados requerem tempo e financiamento, o que pode ser um obstáculo à implementação de formas de dosagem impressas em 3D. No entanto, acreditamos que este investimento de tempo e dinheiro vale a pena devido à promessa desta nova tecnologia e às suas potenciais aplicações na prática farmacêutica.

Conclusão

Em conclusão, a tecnologia 3DP abre caminho a uma nova era de administração avançada de medicamentos com uma flexibilidade incorporada que é ideal para medicamentos personalizados. Acreditamos que, com paciência e perseverança, a tecnologia 3DP continuará a revolucionar o desenvolvimento de novas gerações de formulações farmacêuticas seguras e eficazes.

Referências

1. Ursan ID, Chiu *L,* Pierce A (2013) Impressão tridimensional de medicamentos: uma revisão estruturada. J Am Pharm Assoc 53: 136-144.
2. Yu DG, Zhu LM, Branford-White CJ, Yang XL (2008) Impressão tridimensional em produtos farmacêuticos: promessas e problemas. J Pharm Sci 97: 36663690.
3. Wang CC, Tejwani Motwani MR, Roach WJ, Kay JL, Yoo J, et al (2006) Desenvolvimento de formas de dosagem de libertação quase nula utilizando a tecnologia de impressão tridimensional (3-DP). Drug Dev Ind Pharm 32 : 367-376.
4. Rowe CW, Katstra WE, Palazzolo RD, Giritlioglu B, Teung P, et al. (2000) Formas de dosagem oral multi-mecanismo fabricadas por impressão tridimensional. J Control Release 66 : 11-17.
5. Yu DG, Yang XL, Huang WD, Liu J, Wang YG, et al (2007) Comprimidos com gradientes de material fabricados por impressão tridimensional. J Pharm Sci 96 : 2446-2456.
6. Katakam P, Dey B, Assaleh FH, Hwisa NT, Adiki SK, et al. (2015) Abordagens de cima para baixo e de baixo para cima em tecnologias de impressão 3D para desafios de entrega de medicamentos. Crit Rev Ther Drug Carrier Syst 32: 61-87.
7. Moulton SE e Wallace GG (2014) Sistemas de administração de medicamentos baseados em polímeros fabricados em 3 dimensões (3D). J Control Release 193: 27-34.
8. Sachs E, Cima M, Cornie J (1992) Three dimensional printing: rapid tooling and prototypes directly from a CAD model. Journal of Manufacturing Science and Engineering 114: 481-488.
9. Aprecia Pharmacuticals (2015) A FDA APROVA O PRIMEIRO PRODUTO

DE MEDICAMENTO IMPRESSO EM 3D A Aprecia apresenta o seu primeiro produto utilizando a plataforma de formulação ZipDose® para o tratamento da epilepsia.

10. Ventola CL (2014) Medical Applications for 3D Printing: Current and Projected Uses. P&T 39: 704-711.
11. Khaled SA, Burleya JC, Alexandera MR, Roberts CJ (2014) Impressão 3D de secretária de comprimidos farmacêuticos de libertação controlada em bicamada. Int J Pharm 461: 105-111.
12. Gu Y, Chen X, Lee JH, Monteiro DA, Wang H, et al. (2012) Micropadrões de nanocompósitos bioreabsorvíveis com antibióticos e cálcio impressos por jato de tinta para implantes ortopédicos. Ata Biomater 8: 424-431.
13. Sandler N, Maattanen A, Ihalainen P, Kronberg L, Meierjohann A, et al. (2011) Impressão a jato de tinta de substâncias medicamentosas e utilização de substratos porosos - rumo à dosagem individualizada. J Pharm Sci 100 : 3386-3395.
14. Wu W, Zheng Q, Guo X, Sun J, Liu Y (2009) Um implante multidroga de libertação programada fabricado por tecnologia de impressão tridimensional para a terapia da tuberculose óssea. Biomed Mater 4 : 065005.
15. Lewis JA e Gratson GM (2004) Escrita direta em três dimensões. Materials today 7 : 32-39.
16. Buanz AB, Saunders MH, Basit AW, Gaisford S (2011) Preparação de películas orais de sulfato de salbutamol de dose personalizada com impressão térmica a jato de tinta. Pharm Res 28: 2386-2392.
17. Katstra WE, Palazzolo RD, Rowe CW, Giritlioglu B, Teung P (2000) Formas de dosagem oral fabricadas por impressão tridimensional. J Control Release 66 : 1-9.
18. Khaled SA, Burley JC, Alexander MR, Yang J, Roberts CJ (2015) Impressão

3D de comprimidos contendo múltiplos fármacos com perfis de libertação definidos. Int J Pharm 494: 643-650.

19. Huang W, Zheng Q, Sun W, Xu H, Yang X (2007) Implantes de levofloxacina com microestrutura predefinida fabricados por técnica de impressão tridimensional. Int J Pharm 339 : 33-38.

20. Goyanes A, Buanz AB, Hatton GB, Gaisford S, Basit AW (2015) Impressão 3D de comprimidos de aminosalicilato de libertação modificada (4-ASA e 5-ASA). Eur J Pharm Biopharm 89: 157-162.

21. 2 1.Sandler N, Maattanen A, Ihalainen P, et al. Impressão a jato de tinta de substâncias medicamentosas e utilização de substratos porosos: rumo à dosagem individualizada. J Pharm Sci. 2011;100(8):3386-95.

22. Wu W, Zheng Q, Guo X, et al. Um implante multidroga de libertação programada fabricado por tecnologia de impressão tridimensional para a terapia da tuberculose óssea. Biomed Mater. 2009 Dec;4(6):065005.

23. Yu DG, Branford-White C, Yang YC, et al. Um novo comprimido de desintegração rápida fabricado por impressão tridimensional. Drug Dev Ind Pharm. 2009;35(12):1530-6.

24. Katstra WE, Palazzolo RD, Rowe CW, et al. Formas de dosagem oral fabricadas por impressão tridimensional. J Control Release. 2000;66(1):1- 9.

25. Lee BK, Yun YH, Choi JS, et al. Fabrico de micropartículas de polímero carregadas com fármacos com geometrias arbitrárias utilizando um sistema de impressão a jato de tinta piezoelétrico. Int J Pharm. 2012;427(2):305-10.

26. Scoutaris N, Alexander MR, Gellert PR, Roberts CJ. A impressão a jato de tinta como uma nova técnica de formulação de medicamentos. J Control Release. 2011;156(2):179- 85.

27. Pardeike J, Strohmeier DM, Schrodl N, et al. Nanosuspensões como tinta de impressão avançada para a dosagem exacta de medicamentos pouco solúveis

em medicamentos personalizados. Int J Pharm. 2011;420(1):93-100.

28. Buanz AB, Saunders MH, Basit AW, Gaisford S. Preparação de películas orais de sulfato de salbutamol de dose personalizada com impressão térmica a jato de tinta. Pharm Res. 2011;28(10):2386-92.

29. Wang CC, Tejwani Motwani MR, Roach WJ, et al. Desenvolvimento de formas de dosagem de libertação quase nula utilizando a tecnologia de impressão tridimensional (3-DP). Drug Dev Ind Pharm. 2006;32(3):367-76.

30. Genina N, Fors D, Vakili H, et al. Adaptação de formas de dosagem oral de libertação controlada através da combinação de técnicas de impressão a jato de tinta e flexográficas. Eur J Pharm Sci. 2012;47(3):615-23.

31. Yu DG, Shen XX, Branford-White C, et al. Novos dispositivos orais de desintegração rápida para administração de medicamentos com estrutura interna predefinida fabricados por impressão tridimensional. J Pharm Pharmacol. 2009;61(3):323-9.

32. Katstra WE. Fabrication of complex oral drug delivery forms by three dimensional printing [tese de doutoramento]. Cambridge, MA: Mas sachusetts Institute of Technology; 2001.

33. 3 3.Schubert C, van Langeveld MC, Donoso LA. Inovações na impressão 3D: uma visão geral 3D da ótica aos órgãos. Br J Ophthalmol 2014;98(2):159-161.

34. Klein GT, Lu Y, Wang MY. Impressão 3D e neurocirurgia - pronta para o horário nobre? World Neurosurg 2013;80(3-4):233-235.

35. Banks J. Adding value in additive manufacturing: UK and European researchers turn to 3D printing for customisation (Valor acrescentado no fabrico aditivo: investigadores britânicos e europeus recorrem à impressão 3D para personalização). IEEE Pulse 2013;4(6):22-26.

36. Mertz L. Dream it, design it, print it in 3-D: O que é que a impressão 3-D

pode fazer por si? IEEE Pulse 2013;4(6):15-21.

37. Ursan I, Chiu L, Pierce A. Impressão tridimensional de medicamentos: uma revisão estruturada. J Am Pharm Assoc 2013;53(2):136-144.

38. Gross, BC, Erkal JL, Lockwood SY, et al. Avaliação da impressão 3D e do seu potencial impacto na biotecnologia e nas ciências químicas. Anal Chem 2014;86(7):3240-3253.

39. Bartlett S. Imprimir órgãos a pedido. Lancet Respir Med 2013;1(9):684.

40. Ciência e sociedade: especialistas alertam para a proibição da impressão 3D. Science 2013;342(6157):439.

41. Lipson H. O novo mundo da impressão 3D oferece "novas formas de pensar". Perguntas e respostas com o autor, engenheiro e especialista em impressão 3-D Hod Lipson. IEEE Pulse 2013;4(6):12-14.

42. Cui X, Boland T, D'Lima DD, Lotz MK. Impressão a jato de tinta térmica em engenharia de tecidos e medicina regenerativa. Formulário de Medicamentos Recentes 2012;6(2):149-155.

43. Hoy MB. Impressão 3D: fazer objectos na biblioteca. Med Ref Serv Q 2013;32(1):94-99.

44. 4 4.Troca de impressões 3D. Institutos Nacionais de Saúde. Disponível em: http://3dprint.nih.gov. Acedido em 9 de julho de 2014.

45. 4 5.Ozbolat IT, Yu Y. Bioimpressão para o fabrico de órgãos: desafios e tendências futuras. IEEE Trans Biomed Eng 2013;60(3):691-699.

46. Bertassoni L, Cecconi M, Manoharan V, et al. Redes de microcanais bioimpressos em hidrogel para vascularização de construções de engenharia de tecidos. Lab on a Chip 2014;14(13):2202.

47. Centros de Controlo e Prevenção de Doenças. Estatísticas sobre o cancro colorrectal.

48. 2 de setembro de 2014. Disponível em :

49.http://www.cdc.gov/cancer/colorectal/statistics. Acedido em 17 de setembro de 2014.

50.Khaled SA, Burley JC, Alexander MR, Roberts CJ. Impressão 3D de secretária de comprimidos de bicamada farmacêutica de libertação controlada. Int J Pharm 2014;461(1 - 2):105-111.

51.Plásticos Hoje. A FDA aborda as oportunidades e os desafios da impressão 3D

- o medicaldevices . 2 de junho de 2014. Disponível em :

52.http://www.plasticstoday.com/articles/FDA-tackles-opportunities-challenges-3D-printed-medical-devices-140602. Acedido em 9 de julho de 2014.

53.Administração de alimentos e medicamentos. Workshop público - Fabrico aditivo de dispositivos médicos: uma discussão interactiva sobre as considerações técnicas da impressão 3D. 3 de setembro de 2014.

54.Murphy SV, Atala A. 3D bioprinting of tissues and organs (Bioimpressão 3D de tecidos e órgãos). Nat Biotechnol. 2014;32:773-85.

55.Wu GH, Hsu SH. Revisão: impressão 3D baseada em polímeros para engenharia de tecidos. J Med Biol Eng. 2015;35:285-92.

56.Taboas J, Maddox R, Krebsbach P, Hollister S. Fabrico indireto de formas sólidas livres de scaffolds locais e globais porosos, biomiméticos e compósitos de polímero-cerâmica 3D. Biomaterials 2003, 24, 181-194.

57.MaPX , Choi JW. Suportes de polímeros biodegradáveis com características bem definidas

- o rede de poros esféricos interligados. Tissue Eng. 2001, 7, 23-33.

58.Hosseinkhani H, Hosseinkhani M, Hattori S, Matsuoka R, Kawaguchi N. Sistema de cultura 3D in vitro à escala micro e nano para células estaminais cardíacas. J. Biomed. Mater. Res. Part A 2010, 94, 1-8.

59.Hosseinkhani H, Hosseinkhani M, Kobayashi H. Conceção de um nano-adesivo de engenharia de tecidos através da auto-montagem de um péptido anfifílico. J. Bioact. Compat. Polym. 2006, 21, 277-296.

60.Kalhor HR, Shahin VF, Fouani MH, Hosseinkhani H. Auto-montagem da transglutaminase tecidular em fibrilhas do tipo amiloide utilizando uma concentração fisiológica de Ca2+. Langmuir 2011, 27, 10776-10784.

61.Mohajeri S, Hosseinkhani H, Golshan EN, Nikfarjam L, Soleimani M, Kajbafzadeh AM. Proliferação e diferenciação de células estaminais mesenquimais em esponja de colagénio reforçada com fibras de mistura de polipropileno/polietileno tereftalato. Tissue Eng. Parte A 2010, 16, 3821-3830.

62.Hosseinkhani H, Aoyama T, Ogawa O, Tabata Y. Transfecção in vitro de ADN plasmídico por gelatina de diferentes catiões com ou sem irradiação de ultra-sons. Proc. Jpn. Acad. Ser. B 2001, 77, 161-166.

63.Yang F, Murugan R, Wang S, Ramakrishna S. Electrospinning of nano/micro scale poly (L-lactic acid) aligned fibers and their potential in neural tissue engineering. Biomaterials 2005, 26, 2603-2610.

64.Yang F, Xu C, Kotaki M, Wang S, Ramakrishna S. Caracterização de células estaminais neurais em andaimes nanofibrosos de poli (ácido L-lático) electrospun. J. Biomater. Sci. Polym. Ed. 2004, 15, 1483-1497.

65.Katta P, Alessandro M, Ramsier R, Chase G. Electrospinning contínuo de nanofibras de polímero alinhadas num coletor de tambor de arame. Nano Lett. 2004, 4, 2215-2218.

66.Rosenberg MD. Orientação celular por alterações em filmes monomoleculares. Science 1963, 139, 411.

67.Ma Z, Kotaki M, Inai R, Ramakrishna S. Potencial da matriz de nanofibras como andaimes de engenharia de tecidos. Tissue Eng. 2005, 11, 101-109.

68.Price RL, Waid MC, Haberstroh KM, Webster TJ. Adesão selectiva de células ósseas a formulações contendo nanofibras de carbono. Biomaterials 2003, 24, 1877-1887.

69.Elias KL, Price RL, Webster TJ. Enhanced osteoblast function on nanometer diameter carbon fibers (Função osteoblástica melhorada em fibras de carbono de diâmetro nanométrico). Biomaterials 2002, 23, 3279-3287.

70.Webster TJ, Schadler LS, Siegel RW, Bizios R. Mechanisms of enhanced osteoblast adhesion to nanophase alumina involve vitronectin. Tissue Eng. 2001, 7, 291-301.

71.6 8.Smith L, Ma P. Nano-fibrous scaffolds for tissue engineering. Colloids Surf. B 2004, 39, 125-131.

72.Kameoka J, Verbridge SS, Liu H, Czaplewski DA, Craighead H. Fabrico de nanofibras de vidro de sílica suspensas a partir de materiais poliméricos utilizando uma fonte de electrospinning digitalizada. Nano Lett. 2004, 4, 2105-2108.

73.Baker SC, Atkin N, Gunning PA, Granville N, Wilson K, Wilson D, Southgate J. Characterisation of electrospun polystyrene scaffolds for three-dimensional in vitro biological studies. Biomaterials 2006, 27, 3136-3146.

74.Tian F, Cui D, Schwarz H, Estrada GG, Kobayashi H. Cytotoxicity of single-walled carbon nanotubes on human fibroblasts. Toxicol. In Vitro 2006, 20,1202-1212.

75.Tian F, Hosseinkhani H, Hosseinkhani M, Khademhosseini A, Yokoyama Y, Estrada GG, Kobayashi H. Quantitative analysis of cell adhesion on aligned micro and nanofibers. J. Biomed. Mater. Res. Part A 2008, 84, 291 - 299.

76.Hosseinkhani H, Hosseinkhani M. Efeito da supressão do fator de crescimento dos fibroblastos básicos na atividade proliferativa das células estaminais mesenquimais. Parte I Características da libertação. Chimica Oggi

2008, 26, 10-13.

77. Hosseinkhani H, Hosseinkhani M. Efeito da supressão do fator de crescimento de fibroblastos básicos na atividade proliferativa das células estaminais mesenquimais. Parte II Características biológicas. Chimica Oggi 2008, 26, 64-66.

78. Hong Y, Legge RL, Zhang S, Chen P. Efeito da sequência de aminoácidos e do pH na formação de nanofibras dos péptidos auto-montados EAK16-II e EAK16-IV. Biomacromolecules 2003, 4, 1433-1442.

79. Mahmoudi M, Hosseinkhani H, Hosseinkhani M, Boutry S, Simchi A, Journeay WS, Subramani K, Laurent S. Seguimento de imagens por ressonância magnética de células estaminais in vivo utilizando nanopartículas de óxido de ferro como ferramenta para o avanço da medicina regenerativa clínica. Chem. Rev. 2010, 111, 253280.

80. Hosseinkhani H, Hong, PD, Yu DS. Proteínas e péptidos auto-montados para medicina regenerativa. Chem. Rev. 2013, 113, 4837-4861.

81. Bandtlow CE, Zimmermann DR. Proteoglicanos no cérebro em desenvolvimento: Novo conceito para velhas proteínas. Physiol. Rev. 2000, 80, 1267-1290.

82. Yamaguchi Y. Lecticans: Organizadores da matriz extracelular do cérebro. Cell. Mol. Life Sci. 2000, 57, 276-289.

83. Bissell MJ, LaBarge MA. Background, tissue plasticity and cancer: are tumour stem cells also regulated by the microenvironment? Cancer Cell 2005, 7, 17.

84. Gu Y, Chen X, Lee JH, et al. Micropadrões de nanocompósitos bioreabsorvíveis com eluição de antibiótico e cálcio para implantes ortopédicos, impressos a jato de tinta. Ata Biomater. 2012 ; 8(1):424-31.

85. Gbureck U, Vorndran E, Muller FA, Barralet JE. Biocerâmica e

biocompósitos impressos diretamente em 3D a baixa temperatura como matrizes de libertação de fármacos. J Control Release. 2007;122(2):173-80.

86. Wu C, Luo Y, Cuniberti G, et al. Impressão tridimensional de estruturas de vidro bioativo mesoporoso hierárquico e resistente com uma arquitetura de poros controlável, excelente resistência mecânica e capacidade de mineralização. Ata Biomater. 2011;7(6):2644-50.

87. Yu DG, Branford WC, Yang YC, et al. Um novo comprimido de desintegração rápida fabricado por impressão tridimensional. Drug Dev Ind Pharm. 2009;35(12):1530-6.

88. Yu DG, Yang XL, Huang WD, et al. Comprimidos com gradientes de material fabricados por impressão tridimensional. J Pharm Sci. 2007;96(9):2446-56.

89. Rowe CW, Katstra WE, Palazzolo RD, et al. Formas de dosagem oral multimecanismo fabricadas por impressão tridimensional. J Control Release. 2000;66(1):11-7.

90. Katstra WE, Palazzolo RD, Rowe CW, et al. Formas de dosagem oral fabricadas por impressão tridimensional. J Control Release. 2000;66(1):1- 9.

91. Hull CW. Aparelho para a produção de objectos tridimensionais por estereolitografia. Patente dos EUA: 4,575,330. 1986.

92. Neiman JAS, Raman R, Chan V, Rhoads MG, Raredon MSB, Velazquez JJ, Dyer RL, Bashir R, Hammond PT, Griffith LG. Fotopadronização de andaimes de hidrogel acoplados a materiais de filtro usando estereolitografia para cultura 3D perfundida de hepatócitos. Biotechnol Bioeng. 2015;112:777-87.

93. Elomaa L, Pan CC, Shanjani Y, Malkovskiy A, Seppala JV, Yang Y. Fabricação tridimensional de hidrogéis biodegradáveis de poli (etilenoglicol-co- depsipeptídeo) carregados de células por estereolitografia de luz visível. J

Mater Chem B. 2015;3:8348-58.
94. Elomaa L, Teixeira S, Hakala S, Korhonen H, Grijpma DW, Seppala JV. Preparação de estruturas de engenharia de tecidos à base de poli(e-caprolactona) por estereolitografia. Ata Biomater. 2011;7:3850-6.
95. Chan V, Zorlutuna P, Jeong JH, Kong H, Bashir R. Three-dimensional photopatterning of hydrogels using stereolithography for long-term cell encapsulation. Lab Chip. 2010;10:2062-70.
96. 9 3.Seck TM, Melchels FPW, Feijen J, Grijpma DW. Estruturas de hidrogel biodegradáveis concebidas e preparadas por estereolitografia utilizando resinas à base de poli(etilenoglicol)/poli(D, L-lactida). J Control Release. 2010;148:34-41.
97. Pati F, Song TH, Rijal G, Jang J, Kim SW, Cho DW. Ornamentação de scaffolds impressos em 3D com matriz extracelular para regeneração de tecido ósseo. Biomaterials. 2015;37:230-41.
98. Lee KH, Jin GH, Jang CH, Jung WK, Kim GH. Preparação e caraterização de andaimes multicamadas de poli(E-caprolactona)/quitosano fabricados com uma combinação de tratamento de fusão de plasma in situ e método de revestimento para regeneração de tecidos duros. J Mater Chem B. 2013;1:5831- 41.
99. Hong JM, Kim BJ, Shim JH, Kang KS, Kim KJ, Rhie JW, Cha HJ, Cho DW. Melhoria da regeneração óssea através da funcionalização fácil da superfície de estruturas tridimensionais baseadas no fabrico de formas livres sólidas utilizando proteínas adesivas de moldes. Ata Biomater. 2012;8:2578-86.
100. Berry E, Brown JM, Connell M, Craven CM, Efford ND, Radjenovic A, Smith MA. Preliminary experience with medical applications of rapid prototyping by selective laser sintering. Med Eng Phys. 1997;19:90-6.
101. Rimell JT, Marquis PM. Sinterização selectiva por laser de polietileno

de peso molecular ultra elevado para aplicações clínicas. J Biomed Mater Res. 2000;53:414-20.

102. 9 9.Shishkovsky IV, Tarasova EY, Zhuravel LV, Petrov AL. A síntese de um biocompósito à base de níquel titânio e hidroxiapatite em condições de sinterização selectiva a laser. Tech Phys Lett. 2001;27:211-3.

103. Tan KH, Chua CK, Leong KF, Cheah CM, Cheang P, Abu Bakar MS,

104. Cha SW. Desenvolvimento de um andaime por sinterização selectiva a laser de misturas de biocompósitos de poliéter-cetona-hidroxiapatite. Biomaterials. 2003;24:3115-23.

105. Wiria FE, Leong KF, Chua CK, Liu Y. Poli-e-caprolactona/hidroxiapatite para o fabrico de suportes de engenharia de tecidos por sinterização selectiva a laser. Ata Biomater. 2007;3:1-12.

106. Zhang H, Lin CY, Hollister SJ. A interação entre as células estromais da medula óssea e os scaffolds tridimensionais porosos de policaprolactona modificados com RGD. Biomaterials. 2009;30:4063-9.

107. Kanczler JM, Mirmalek-Sani SH, Hanley NA, Ivanov AL, Barry JJA, Upton C, Shakesheff KM, Howdle SM, Antonov EN, Bagratashvili VN, Popov VK, Oreffo ROC. Biocompatibilidade e potencial osteogénico de células derivadas do fémur fetal humano em suportes sinterizados a laser selectivos da superfície. Ata Biomater. 2009;5:2063-71.

108. Du Y, Liu H, Shuang J, Wang J, Ma J, Zhang S. Sinterização selectiva a laser baseada em microesferas para a construção de estruturas ósseas macroporosas com microestrutura controlada e excelente biocompatibilidade. Colloids Surf B Biointerfaces. 2015;135:81-9.

109. Williams JM, Adewunmi A, Schek RM, Flanagan CL, Krebsbach PH, Feinberg SE, Hollister SJ, DAS S. Engenharia de tecido ósseo utilizando andaimes de policaprolactona fabricados por sinterização selectiva a laser.

Biomaterials. 2005;26:4817-27.

110. Chen CH, Lee MY, Shyu VBH, Chen YC, Chen CT, Chen JP. Modificação da superfície de andaimes de policaprolactona fabricados por sinterização seletiva a laser para engenharia de tecidos de cartilagem. Mater Sci Eng C. 2014;40:389-97.

111. Ciocca L, Fantini M, De Crescenzio F, Corinaldesi G, Scotti R. Sinterização direta de metal a laser (DMLS) de uma malha de titânio personalizada para regeneração óssea guiada por prótese de arcos maxilares atróficos. Med Biol Eng Comput. 2011;49:1347-52.

112. ten Cate AT, Pieterse G, Eversdijk J, et al. Novel encapsulation technology for the preparation of core-shell microparticles. J Control Release. 2010;148(1):e8-9.

113. Prestwich GD. Biomateriais clínicos derivados do ácido hialurónico para a entrega de células e moléculas em medicina regenerativa. J Control Release. 2011;155(2):193-9.

114. Sandler N, Maattanen A, Ihalainen P, et al. Impressão a jato de tinta de substâncias medicamentosas e utilização de substratos porosos: rumo à dosagem individualizada. J Pharm Sci. 2011;100(8):3386-95.

115. Wu W, Zheng Q, Guo X, et al. Um implante multi-fármacos de libertação programada fabricado por tecnologia de impressão tridimensional para a terapia da tuberculose óssea. Biomed Mater. 2009 Dec;4(6):065005.

116. Sanjana NE, Fuller SB. Um método de impressão a jato de tinta rápido e flexível para modelar neurónios dissociados em cultura. J Neurosci Methods. 2004;136:151-63.

117. Xu T, Gregory CA, Molnar P, Cui X, Jalota S, Bhaduri SB, Boland T. Viabilidade e eletrofisiologia de estruturas de células neurais geradas pelo método de impressão a jato de tinta. Biomaterials. 2006;27:3580-8.

118. Lee YB, Polio S, Lee W, Dai G, Menon L, Carroll RS, Yoo SS. Bioimpressão de andaimes de gel de fibrina libertadores de colagénio e VEGF para cultura de células estaminais neurais. Exp Neurol. 2010;223:645-52.

119. Lorber B, Hsiao WK, Hutchings IM, Martin KR. As células ganglionares e as células gliais da retina de ratos adultos podem ser impressas por impressão piezoeléctrica a jato de tinta. Biofabrication. 2014;6:015001.

120. Pati F, Ha DH, Jang J, Han HH, Rhie JW, Cho DW. Impressão biomimética de tecidos 3D para regeneração de tecidos moles. Biomaterials. 2015;62:164-75.

121. Irvine SA, Agrawal A, Lee BH, Chua HY, Low KY, Lau BC, Machluf M, Venkatraman S. Impressão de construções de gelatina carregadas de células através do fabrico de formas livres e da reticulação enzimática de proteínas. Biomed Microdevices. 2015 ; 17:16

122. Rowe CW, Katstra WE, Palazzolo RD, et al. Formas de dosagem oral multimecanismo fabricadas por impressão tridimensional. J Control Release. 2000;66(1):11-7.

123. Lee BK, Yun YH, Choi JS, et al. Fabrico de micropartículas de polímero carregadas com fármacos com geometrias arbitrárias utilizando um sistema de impressão a jato de tinta piezoelétrico. Int J Pharm. 2012;427(2):305-10.

124. Scoutaris N, Alexander MR, Gellert PR, Roberts CJ. A impressão a jato de tinta como uma nova técnica de formulação de medicamentos. J Control Release. 2011;156(2):179-85.

125. Pardeike J, Strohmeier DM, Schrodl N, et al. Nanosuspensões como tinta de impressão avançada para a dosagem exacta de medicamentos pouco

solúveis em medicamentos personalizados. Int J Pharm. 2011;420(1):93-100.

126. Buanz AB, Saunders MH, Basit AW, Gaisford S. Preparação de películas orais de sulfato de salbutamol de dose personalizada com impressão térmica a jato de tinta. Pharm Res. 2011;28(10):2386-92.

127. Wang CC, Tejwani Motwani MR, Roach WJ, et al. Desenvolvimento de formas de dosagem de libertação quase nula utilizando a tecnologia de impressão tridimensional (3- DP). Drug Dev Ind Pharm. 2006;32(3):367-76.

128. Genina N, Fors D, Vakili H, et al. Adaptação de formas de dosagem oral de libertação controlada através da combinação de técnicas de impressão a jato de tinta e flexográficas. Eur J Pharm Sci. 2012;47(3):615-23.

129. Huang W, Zheng Q, Sun W, et al. Implantes de levofloxacina com microestrutura predefinida fabricados por técnica de impressão tridimensional. Int J Pharm. 2007;339(1-2):33-8.

130. Yu DG, Shen XX, Branford-White C, et al. Novos dispositivos orais de desintegração rápida de fármacos com estrutura interna predefinida fabricados por impressão tridimensional. J Pharm Pharmacol. 2009;61(3):323-9.

131. Katstra WE. Fabrication of complex oral drug delivery forms by three dimensional printing [tese de doutoramento]. Cambridge, MA: Instituto de Tecnologia de Massachusetts; 2001.

132. Rattanakit P, Moulton SE, Santiago KS, et al. Estruturas poliméricas impressas por extrusão: uma abordagem fácil e versátil para plataformas de administração de medicamentos à medida. Int J Pharm. 2012;422(1-2):254-63.

133. Yu DG, Branford-White C, Ma ZH, et al. Novos dispositivos de administração de medicamentos para proporcionar perfis de libertação linear fabricados por 3DP. Int J Pharm. 2009;370(1-2):160-6.

134. Saini SD, Schoenfeld P, Kaulback K, Dubinsky MC. Effect of frequency of medication administration on adherence in chronic disease (Efeito da frequência de administração de medicamentos na adesão a doenças crónicas). Am J Manag Care. 2009;15(6):e22-33.

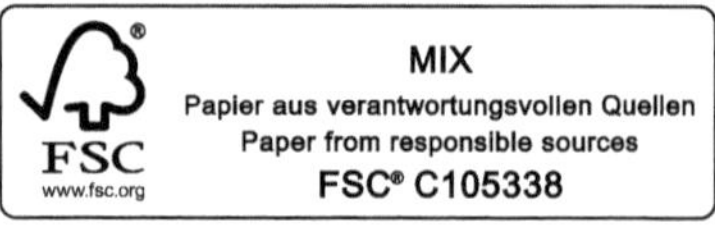

Printed by Books on Demand GmbH, Norderstedt / Germany